INTRODUCTION

A L'ÉTUDE DE LA NATURE

ET DE LA MÉDECINE

TRADUITE DE L'ALLEMAND,

D'après la seconde édition corrigée et augmentée

DE M. SELLE,

Professeur en médecine, Médecin de la Charité, et
Membre de l'Académie Royale des Sciences
de Berlin,

PAR CORAY, Docteur en Médecine
de l'Université de Montpellier.

OUVRAGE nécessaire à tous les Étudians
en Médecine.

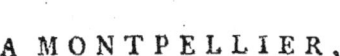

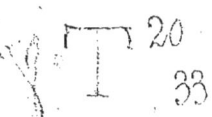

A MONTPELLIER,

De l'Imprimerie de TOURNEL père et fils Imprimeurs-Libraires.

L'AN TROISIÈME DE LA RÉPUBLIQUE.

PRÉFACE
DU TRADUCTEUR.

———————

CE petit ouvrage peut être regardé comme une grammaire de Médecine. Il renferme des connoissances nécessaires aux commençans, utiles aux Médecins, et même aux gens du monde, dont l'esprit est cultivé par l'éducation.

Les premiers y verront toute l'étendue du vaste champ de la Médecine, et guidés par des principes certains, ils le parcourront plus aisément, ou s'ils ne se sentent pas les forces nécessaires, ils abandonneront une étude qui ne peut faire d'eux que des fléaux de la société.

Les praticiens qui ont le malheur d'avoir fait de mauvaises études, trouveront encore dans la lecture de cet ouvrage de quoi réparer les erreurs commises dans l'école, et le mal qu'ils ont fait à la société ; et prendront peut-être la ferme résolution de se perfectionner dans un art qu'ils croyoient déjà posséder à fond, ou ils auront le noble courage d'en abandonner l'exercice, pour rentrer dans la classe des hommes probes en sortant de celle des mauvais Médecins.

Les gens du monde, qui ne connoissent point la Médecine, qui n'ont ni l'envie ni le loisir de lire des ouvrages qui traitent de cette science, mais qui sont cependant bien aises de trouver réunis dans un petit volume tous les matériaux qui entrent dans la construction de l'édifice de la Médecine, trouveront également dans cet ouvrage de quoi satisfaire leur curiosité. Mais il ne faut pas cependant croire que cette satisfaction soit le seul fruit qu'ils en doivent recueillir ; en le méditant avec un peu d'attention, ils se guériront de deux préjugés également funestes à la conservation de leur santé et de leur vie.

En considérant l'immense étendue de connoissances qu'exige l'exercice de la Médecine, et des devoirs que doit remplir

le Médecin, ils en tireront cette conclusion bien naturelle : si le Médecin le
plus instruit n'est pas toujours à l'abri
de commettre des erreurs, à combien
plus forte raison doit se tromper l'homme
du monde, qui sans autre secours que
celui de quelques recettes mal combinées,
ou de quelques conseils de vieilles femmes, s'arroge le titre d'être son propre
Médecin, et pousse même la témérité
jusqu'à vouloir être celui des autres. Si
la lecture de cet ouvrage pouvoit guérir
de cette manie universelle de se mêler
de Médecine, ce seroit déjà un très-
grand avantage pour le bien public.

Un autre préjugé non moins funeste
est celui de prétendre juger d'un art qu'on
ne connoît point, et se régler dans le
choix d'un Médecin, d'après des autorités plutôt que d'après un raisonnement
solide. Cet ouvrage en exposant toutes les
qualités acquises et naturelles qui doivent
former le Médecin, fournit en même
tems aux gens du monde des signes, à
l'aide desquels ils puissent jusqu'à un

certain point distinguer le vrai Médecin
du Charlatan (1). On éprouve tour-à-
tour l'indignation et la pitié, quand on
voit ce dernier exercer son art homicide
sous l'égide d'une réputation usurpée,
tandis que le Médecin instruit, mais mo-
deste, est condamné et repoussé par des
hommes qui ne peuvent pas être ses juges
compétans. Il est donc essentiel d'éclairer ceux qui veulent absolument s'ériger
en juges d'une profession qu'ils ne connoissent point, en leur fournissant quelques moyens qui les mettent en état
de juger d'une manière moins arbitraire.

L'art est long, la vie est courte, dit

---

(1) J'avertis que je prends ici le mot *Charlatan*
dans sa signification la plus étendue. Par ce mot je
n'entends pas seulement ceux qui font distribuer des
affiches dans les rues. Tout mauvais Médecin qui s'obs-
tine à vouloir gagner sa vie par l'exercice de la Médecine, à moins qu'il ne soit tout-à-fait stupide, est
à mes yeux un *Charlatan* ; tout Médecin qui possède
quelques connoissances, mais qui s'occupe plus du soin
d'augmenter sa fortune, qu'il ne s'applique à augmenter ses connoissances, est encore un *Charlatan*.

HIPPOCRATE. Cet aphorisme sublime (2) en même tems qu'il renferme tous les devoirs du Médecin, fournit à ceux qui ne le sont point un moyen, qui bien appliqué, ne peut manquer de les éclairer sur le choix de celui à qui ils sont obligés de confier leur vie et leur santé.

Un homme qui a fait de très-courtes ou de très-mauvaises études dans un art, auquel la vie entière d'un homme suffit à peine, ne peut être qu'un · mauvais Médecin.

Un homme qui n'a pas naturellement

---

(2) *Aphor. Sect. I, N.º I.* J'appelle cet aphorisme, sublime, non-seulement à cause des grandes idées qu'il renferme, mais encore par rapport à l'élocution. Placé à la tête de tous les aphorismes auxquels il sert d'introduction, et énoncé d'une manière noble et concise, il ressemble au frontispice d'un superbe palais, chef-d'œuvre d'Architecture, qui vous annonce au premier coup d'œil la majesté de tout l'édifice. Il est étonnant que DÉMÉTRIUS de Phalère ait voulu le critiquer (. *de elocutione IV. p. 5. edit. Oxon.* 1676); mais il faut remarquer que ce Rhéteur ou Grammairien vivoit dans un siècle, où la Grèce commençoit déjà à perdre le sentiment du beau avec celui de sa liberté.

l'esprit assez vaste pour embrasser à la fois, souvent dans un espace de tems très-court, toutes les circonstances qui constituent un cas de maladie particulier, pour les comparer entre elles et avec d'autres circonstances analogues, acquises par une expérience antérieure, afin de porter un jugement sur la maladie qui fait l'objet de son examen, ne peut pas être un bon Médecin (3). Pour juger un tel Médecin, on n'a qu'à faire attention à la manière dont il exerce ses facultés intellectuelles dans les circonstances ordinaires de la vie.

Un homme instruit dans toutes les branches et dans toutes les sciences auxiliaires de la Médecine, mais qui affectionne par préférence une branche qui n'est pas précisément la pratique, peut devenir un grand Naturaliste, un grand Anatomiste, un grand Chymiste,

---

(3) *Tempus præceps, experimentum periculosum, judicium difficile.* Aphor. Ibid.

etc. ; mais il ne sera jamais qu'un Médecin très-médiocre (4).

Un homme qui a tous les jours un nombre de malades à voir si considérable, qu'à peine peut-il donner quelques minutes d'attention à chacun d'eux en particulier, peut bien devenir un Médecin riche; mais il ne pourra jamais augmenter la masse de ses connoissances pratiques. Les maladies présentent souvent une physionomie si vague, que ce n'est qu'à l'aide d'une observation minutieuse et d'informations très-détaillées de

---

(4) Il faut que le bon Médecin se soumette tous les jours à l'examen que PYTHAGORE recommande à tous les hommes sur leur conduite journalière avant que de se coucher. De retour de ses visites, au lieu de s'amuser à des recherches d'Histoire naturelle, de Chymie, etc., à moins que ces recherches n'aient quelque rapport avec la pratique, ou qu'elles ne tendent à éclaircir quelque point de l'économie animale, il doit se rendre compte de tout ce qu'il aura observé ou ordonné chez ses différens malades, et songer à ce qu'il doit observer ou ordonner le lendemain ; il doit se dire sans cesse, comme le vouloit PYTHAGORE; en quoi ai-je-péché ? Quel bien ai-je fait ? Quel devoir ai-je négligé ?

la part du malade et des assistans, ce n'est qu'en le voyant dans différentes heures de la journée (5) qu'on peut parvenir à la déchiffrer. Il est certain qu'à moins de se borner à un très-petit nombre de malades, il est impossible qu'on en ait un pareil soin; et il n'est pas moins vrai, que moins on a de malades, moins

---

(5) HIPPOCRATE, non content de conseiller au Médecin d'entrer souvent chez ses malades (*ingressu utere frequenter*, *visita diligentiùs*), vouloit encore qu'il laissât chez eux en qualité de garde-malade quelqu'un de ses élèves, afin, dit-il, qu'il n'ignorât rien de tout ce qui s'y passe, même pendant son absence : *sit autem ex discipulis aliquis præsens .... ut et in intervallis nihil te lateat. De decent. ornat. p. 58 et 59. edit. de VAN-DER-LINDEN.* CELSE ne fait que paraphraser cette idée d'HIPPOCRATE, lorsqu'il dit : « ex his « autem intelligi potest ab uno Medico multos non « posse curari; eumque, si artifex est, idoneum esse, « qui non multùm ab ægro recedit. Sed qui quæstui « serviunt, quoniam is major ex populo est, libenter « amplectuntur ea præcepta, quæ sedulitatem non » exigunt. » *L. III. Cap.* 3. Qu'on compare cette tendre sollicitude du Père de la Médecine avec notre manière leste de visiter les malades, et l'on aura la solution de ce problème : pourquoi la Médecine a-t-elle fait si peu de progrès pendant plus de vingt siècles qui se sont écoulés depuis celui de son fondateur?

on a de moyens de faire une fortune
brillante. Mais ne vaut-il pas mieux embrasser quelque autre métier lucratif, si
l'on veut appaiser la soif de l'or (*auri
sacram famem*) que d'avilir ainsi le seul
art qui puisse élever l'artiste au rang
d'un Dieu (6)?

Un homme qui observe et qui examine peu, mais qui agit beaucoup, qui
aime à donner plus de drogues que de
conseils de conduite et de régime, ne
peut pas être un bon Médecin. La Nature, toujours attentive à conserver la
santé du corps, ne l'abandonne point,
quand il est malade. Elle agit sans cesse ;
et ses actions ont pour but de le ramener à l'équilibre qu'il a perdu, et qui
constitue la santé (7). Ce n'est pas à
dire qu'elle ne s'écarte quelquefois de

---

(6) *Medicus enim philosophus est Deo æqualis.*
Ibid. p. 55. C'est encore Hippocrate qui décore de
ce glorieux titre le vrai Médecin.

(7) *Morborum, naturæ medici. Epidem. L. VI.*
Sect. V. p. 809.

ce but : la Nature a ses erreurs dans le physique comme dans le moral ; et ce sont précisément ces erreurs qui font l'objet de la Médecine, en même tems qu'elles en prouvent la nécessité. Mais ce n'est point en l'accablant par la multiplicité des remèdes, qu'on peut diriger ses mouvemens, seconder ses efforts, ou les ramener au véritable but, lorsqu'ils semblent s'en écarter. C'est par un traitement plus expectant qu'agissant (8) ; c'est souvent par le seul régime, et jamais par un grand nombre de recettes ; c'est enfin en ne prescrivant rien que la Nature ne l'exige par des signes non équivoques, que le Médecin parviendra à l'aider dans son travail. Tout ce qu'il aura prescrit sans une indication claire, ne fût-ce qu'un verre d'eau, ne fera qu'entraver les opérations de la Nature. Oui ! il peut exister des

---

(8) Voyez l'excellent mémoire de VOULLONNE *sur la Médecine agissante et expectante,*

cas de maladies , où un verre d'eau donné sans nécessité, n'est point une chose indifférente, comme il en existe d'autres, qui n'exigent absolument que le seul régime , et pas un seul remède (9), et dans lesquels la présence du Médecin seroit presque inutile , si le malade avoit assez de force d'esprit pour se prémunir contre ses propres erreurs et celles des assistans dangereusement officieux (10).

Un homme plein d'orgueil et d'arrogance , quelque instruit qu'il paroisse d'ailleurs , ne peut être qu'un mauvais Médecin (11). Ce que nous savons de

---

(9) « Bonum enim aliquandò medicamentum est « nullum adhibere medicamentum». de articulis. p. 791. extr.

(10) Oportet autem non solùm se ipsum exhibere quæ decet facientem , sed etiam ægrotum , et præsentes , et quæ externa sunt. Aphor. eod.

(11) « Arrogans enim existimatio sui , præsertim in « medicinâ , habentibus (Medicis) quidem in crimen « vertitur, utentibus (ægrotis) vero perniciem affert ». de decent. ornat. p. 54. La traduction de ce passage , telle que je la donne ici, est bien différente de celle des autres traducteurs.

science certaine en Médecine, n'égale
pas, à beaucoup près, ce que nous ne
présumons que par conjecture; et l'un
et l'autre sont encore si peu de chose,
relativement à ce que nous ignorons absolument, qu'un Médecin sage a plus lieu
de s'humilier que de s'enorgueillir de
son savoir (12). L'orgueil qui croit tout
savoir en devenant un obstacle pour
l'acquisition de nouvelles connoissances,
exclut en même tems cette aménité du
caractère et cette complaisance si nécessaire envers les malades (13), quand
on veut leur inspirer la confiance, et
les décider à exposer les plus petites circonstances, les plus petits détails de leurs
maux; détails dont dépend souvent le
succès d'une cure.

_____

(12) » Medicinam citò discere non est possibile, prop-
« terea quod firma aliqua ac constans doctrina in eâ
» tradi nequit ». *de locis in homine* p. 392. sqq.

(13) « Convenit ut Medicus comitatem quamdam
« sibi adjunctam habeat; austeritas enim et sanis et
« ægris difficilem accessum præbet ». *de decent. ornat.*
p. 56.

Mais il faut prendre garde, en évitant cette âpreté du caractère, de tomber dans l'excès opposé, qui est cette vile complaisance pour tous les caprices des malades (14). Un Médecin qui se ravale à ce point, ne peut jamais être qu'un charlatan. Le bon Médecin doit abandonner un malade dès qu'il s'apperçoit que par indocilité ou par défaut de confiance il ne suit aucun de ses conseils. Il y a des personnes, qui favorisées par

---

(14) « Ces Médecins complaisans (dit GALIEN, « en parlant de THESSALUS et de quelques autres Mé- « decins, qui à force de ramper aux pieds des grands « et des riches avoient acquis une fortune et une ré- « putation brillantes), sont attentifs à satisfaire tous « les goûts de leurs malades. Si ceux-ci veulent boire « à la glace, ils ne font aucune difficulté de leur ac- « corder leur demande ; s'ils veulent se baigner, ils les « baignent ; s'ils desirent du vin, ils leur en donnent : « en un mot, ils obéissent, comme de vils esclaves, à « tous leurs caprices, et ne rougissent point de tenir « une conduite si opposée à celle des anciens Médecins, « descendans d'ESCULAPE, qui commandoient à leurs « malades, comme un capitaine à ses soldats, ou un « Prince à ses sujets. ». de method. medendi, lib. I. Cap. I. oper. T. IV. p. 35.

une fortune qui leur permet de prodi-
guer l'or, aiment les visites du Médecin;
mais elles ne s'en servent que comme
d'un agréable parleur, d'un nouvelliste,
d'un homme d'affaires et quelquefois
même d'un bouffon plutôt que comme
d'un Médecin. Le Praticien qui, au lieu
d'etudier les devoirs de sa profession,
perd son tems à jouer un semblable rôle
dans les maisons des riches, qui descend
de la gravité (15) de sa profession au
vil métier d'un flatteur, peut être un
passable histrion, mais il ne sera jamais
un Médecin.

Un Praticien qui dans des cas difficiles n'aime point à s'aider des conseils

---

(15) On sent bien que je ne parle pas ici de cette
gravité pédantesque, qui sert souvent de manteau à
l'ignorance, mais d'une gravité telle que la recommande HIPPOCRATE : « gravem et humanum .... figu-
« ram faciei meditabundam, sine tamen amarulentiâ,
« ne arrogans et homines odio habens videatur ; qui
« vero in risum effusus ac nimiùm hilaris est, scurra
« habetur, quod maximè vitandum est ». *de medico*
P. 44. *sqq.*

de ses confrères, qui évite de les appeler à son secours, qui est envieux de leurs succès, qui en parle avec dédain, ou qui cherche à les dénigrer (16), ne peut non plus être un bon Médecin. Il existe des cas où les avis même de ceux qui entourent le malade, quoiqu'étrangers à l'art, ne doivent pas être écoutés avec indifférence; parce qu'ils pourroient être le résultat d'une observation faite pendant l'absence du Médecin (17).

Un Praticien qui exerce sa profession de la manière dont on exerceroit tout autre métier, qui mendie les pratiques, comme un marchand cherche à achalander sa boutique, qui emploie la basse

---

(16) Il seroit trop long de rapporter tout ce que dit HIPPOCRATE sur la nécessité des consultations, et sur la basse jalousie, par laquelle les Médecins se déshonorent quelquefois. Voyez son traité intitulé, *Præceptiones*, p. 64.

(17) « Neque verò pigeat te vel ab artis ignaris « siscitari, si quid conferre videatur ad curationis uti-« litatem ». *Ibid.* p. 61.

b

intrigue pour se faire une réputation, et qui assiége les maisons des riches avec une opiniâtreté cynique, ne pourra jamais être qu'un charlatan sans pudeur.

Enfin pour être bon Médecin, ce n'est point assez d'éviter tous ces défauts, ni d'exercer son art avec une certaine décence; ce n'est point assez d'être instruit dans toutes les parties de la Médecine: il faut de plus être vertueux; il faut être pénétré de cette philantropie qui fait qu'on néglige ses propres intérêts pour se dévouer tout entier au bien de ses semblables; il faut s'assimiler à la Divinité, cette source intarissable de bienfaits, et se placer, comme elle, dans ce degré de supériorité, qui méprise toutes les considérations humaines, et qui tend sans cesse à opérer le plus grand bien possible. De deux Médecins également instruits, celui qui aura participé plus à cette vertu, aura plus de succès dans ses entreprises. Pénétré de ses devoirs, il apportera une attention plus scrupuleuse à l'examen d'une maladie;

il s'informera avec plus de patience de tous les symptômes, de toutes les circonstances qui l'accompagnent; il subviendra aux besoins de son malade, maltraité par la fortune, bien loin d'exiger le salaire de ses soins; il tarira la source de ses larmes en laissant couler les siennes; il tâchera de le consoler et de lui inspirer la confiance et le courage qui suffisent souvent pour le délivrer de ses maux (18); il entrera chez lui à toutes les heures du jour avec le même empressement qu'il montre en entrant dans la maison du riche; il s'efforcera d'éloigner avec la même sollicitude la mort hideuse qui frappe sans distinction à sa porte comme à celle de l'homme le

---

(18) « Quandoquè etiam gratis cures.... quod si
« occasio exercendæ liberalitatis, ferendæve opis se ob-
« tulerit, vel peregrino, vel egeno, hisce talibus maximè
« opituleris; si enim adfuerit erga homines amor, adest
« etiam amor erga artem. Nam ægrorum aliqui, ta etsi
« sentiant morbum suum periculosum esse, tamen Me-
« dici probitate et humanitate oblectati, sanitati res-
« tituuntur ». *Ibid. p.* 63.

b ij

plus puissant (19). Sans cette philantropie , on ne peut se passionner pour son
art , et à moins de le cultiver avec passion on ne pourra jamais s'y perfectionner.

Ces signes suffisent sans doute pour
distinguer les bons Médecins d'avec les
mauvais; mais il me reste encore à parler d'un préjugé très-commun parmi les
gens du monde , et qui consiste à juger
du mérite d'un Praticien par ses heureuses cures. Outre que ces prétendues
cures peuvent souvent n'être que l'effet
du hasard, ainsi que l'observe M. SELLE
dans le cours de cet ouvrage , une considération très-importante et propre à dé-
sabuser les mauvais juges, c'est que souvent on a l'air de guérir une maladie,
tandis qu'on n'a fait que la pallier, ou
qu'on l'a traitée d'une manière si peu
méthodique , qu'on en a laissé les germes,
qui tôt ou tard se manifesteront à la

---

(19) *Pallida mors æquo pulsat pede* , *etc.* HORAT.
L. 1 od. IV.

moindre occasion, sous la forme d'autres
maladies plus funestes. Ces dernières maladies, suites naturelles d'une mauvaise
cure, pour être plus ou moins éloignées
de l'époque de celle dont elles dépendent
en effet, et qu'on a précipitamment ou
mal guérie, sont regardées par le vulgaire, comme de nouvelles maladies : et
on appelle de nouveau le médecin habile, qui les a fait naître, pour les pallier encore une fois ou pour les rendre
mortelles. C'est ainsi que des maladies
aiguës ou des fièvres intermittentes,
traitées sans méthode, deviennent la
source d'une infinité d'affections chroniques, qui rendent l'existence insuppor-
table à l'imprudente victime de l'empirisme. Je ne parle point de certaines maladies chroniques, qu'il ne faut pas même
songer à guérir, par la raison qu'elles
sont comme des crises que la Nature
s'est ménagées, et que le Médecin doit
respecter (20) : ni de celles de l'enfance,

_____

(20) Voyez RAYMOND, *traité des maladies qu'il est
dangereux de guérir.*

qui rebelles à tous les moyens de l'art,
ne trouvent leur guérison que dans une
révolution amenée par la puberté; révolution que le Praticien instruit est souvent obligé d'attendre, en suspendant
tous les remèdes, ou en ne les admi-
nistrant qu'avec une extrême circons-
pection, jusqu'à l'heureux moment où il
pourroit seconder les efforts de la nature d'une manière plus efficace.

Si tous les Médecins étoient jaloux de
l'honneur de leur art, et si les gens du
monde ne les jugeoient que d'après les
signes que je viens d'exposer, on n'en-
tendroit plus ces reproches vagues et
pitoyables que des personnes même ins-
truites font tous les jours à la Médecine. Tout le blâme tomberoit sur les
mauvais Médecins; mais l'art qu'ils pro-
fessent, quoiqu'encore imparfait, ne seroit pas moins regardé comme un art
fondé sur des règles, et plus utile, qu'on
ne pense communément, à la société. Un
Poëte comique qui traduit sur la scène
la Médecine peut faire rire, un moment,

le Médecin même le plus grave; mais
quand un homme du monde cherche à ri-
diculiser un art, dont il n'a absolument
aucune notion, il ne fait que donner des
preuves de son ignorance. C'est encore
pis si cet homme a la réputation d'être
instruit; on est tenté pour lors de le
taxer de mauvaise foi plutôt que d'ignorance.

Qu'on ne me cite point les autorités de
PLINE, de MONTAIGNE et de ROUSSEAU.
On peut excuser les deux premiers par
la manière dont la plupart des Médecins de leur tems exerçoient la Médecine; quoiqu'ils dussent distinguer l'art
des artistes, et ne point mettre sur le
compte du premier l'impéritie des derniers. D'ailleurs MONTAIGNE étoit af-
fligé d'une maladie cruelle; il lui étoit
permis d'exhaler sa mauvaise humeur sur
les charlatans qui l'entouroient, et qui
lui prescrivoient des moyens bien différens de ceux que son mal exigeoit : encore faut-il avouer pour son honneur,
qu'il ne les blâme qu'en homme de génie.

b iv

Persuadé de l'existence de l'art, mais ne
voyant guère d'artistes, il se crut en
droit de démasquer ceux qui en usur-
poient le nom, et qui professoient ce
qui ne pouvoit plus être la Médecine.

Il n'en est pas de même de ROUSSEAU.
Homme de génie, comme MONTAIGNE,
mais doué d'une imagination ardente,
plus forte encore que son génie, il a
quelquefois mis la déclamation à la place
du raisonnement. Il étoit d'autant plus
inexcusable d'avoir attaqué la Médecine,
que sa vie avoit été précisément l'époque,
où cette science retombée depuis long-
tems dans l'enfance d'où l'avoit tirée
HIPPOCRATE, commençoit à redevenir
sage. C'est du tems de ROUSSEAU que
le charlatanisme médical avoit déjà beaucoup perdu de son crédit, et que la
France, l'Angleterre, l'Allemagne, l'Ita-
lie et même l'Espagne avoient déjà produit
un grand nombre d'excellens Médecins,
qui fidelles aux préceptes d'HIPPOCRATE,
redonnoient à l'art le lustre qu'il avoit
perdu. ROUSSEAU ne pouvoit ignorer cette

heureuse révolution qui continue encore de s'opérer ; et quand même elle n'exis-teroit pas, il ne pouvoit ignorer le mé-rite d'HIPPOCRATE et de SYDENHAM, l'un fondateur, et l'autre restaurateur de la vraie Médecine. Il étoit plus digne de sa philantropie de reposer avec plaisir ses yeux sur ce tableau consolant que de les fatiguer par le spectacle hideux des restes impurs d'une médecine routinière, exercée pour le malheur de la société par des hommes sans mœurs et sans lu-mières. Il devoit vouer ces derniers à l'infamie en attendant qu'un gouverne-ment sage substituât à ce genre de peine qui ne les touche point (21), des peines

---

(21) HIPPOCRATE, en parlant de la nécessité d'ar-rêter par des peines afflictives le mal que ces Médecins sans pudeur et sans talens causent à la société, at-tendu que l'infamie ne suffit point pour les éloigner d'une profession qu'ils déshonorent, s'exprime en ces termes: « la Médecine est le plus illustre de tous les arts ; mais « l'ignorance de ceux qui l'exercent, et de ceux qui ne « savent point distinguer les bons d'avec les mauvais « Médecins, a fait qu'elle est devenue inférieure à tous

plus capables d'arrêter les ravages qu'ils exercent ; mais il ne devoit point par une proscription générale confondre les habiles artistes avec les charlatans , encore moins révoquer en doute l'existence de l'art.

Douter de la Médecine , c'est douter que le séné purge, que le tartre stibié fasse vomir , que le quinquina arrête les accès de fièvre. Si malheureusement le nombre de ceux qui savent employer à propos ces moyens de l'art est très-circonscrit , c'est un défaut attaché à tous les arts. Ne trouve-t-on pas mille bar-

----

« les arts. Cela vient, à mon avis, de ce que la Mé-
« decine est la seule profession contre les abus de la-
« quelle les gouvernemens n'ont statué aucune peine.
« Les mauvais Médecins ne sont punis que par l'infamie ;
« mais *l'infamie ne peut blesser des hommes qui sont*
« *composés d'elle* ». (Voyez son traité intitulé *la Loi*
au commenc.). Cette dernière expression, tout littéra-
lement traduite qu'elle est, est d'une beauté vraiment
originale : elle présente naturellement l'idée d'une statue
de fer qu'on ne peut guère endommager par un instrument composé de la même matière. Quand on est mé-
prisable, on se soucie fort peu d'être méprisé.

bouilleurs pour un bon peintre , et presque autant de rimailleurs pour un excellent Poëte?

Il existe cependant un moyen pour
corriger ce défaut , et pour augmenter
dans la Médecine , ainsi que dans tous
les arts , le nombre des bons artistes :
c'est de perfectionner l'éducation acadé-
mique , de n'admettre aux leçons et à
l'exercice de cet art que ceux qui se sentent une véritable vocation pour lui , et de
défendre l'entrée du temple d'ESCULAPE
à tous ceux à qui la Nature a refusé les
dispositions requises pour être initiés
dans ses mystères (22).

C'est dans la vue de réformer les études
de la Médecine , et d'accélérer l'heureuse
révolution qui s'opère dans cette science
que M. SELLE a composé ce petit traité;
et c'est pour concourir à cette réforme

―――――――――――

(22) « *Res sacræ sacris hominibus demonstrantur;*
« *profanis autem id fas non est* » , dans le même traité
de la *Loi* , p. 42.

aussi desirée de tous les bons Médecins qu'elle est crainte des charlatans, que j'ai voulu le mettre entre les mains de tout le monde en le traduisant dans une langue très-répandue.

PRÉFACE

DE L'AUTEUR.

LES expériences et les observations, dont une longue série de siècles a enrichi toutes les sciences, et sur-tout la Médecine, nous auroient déjà conduit bien loin dans la connoissance des choses; si l'envie de tout expliquer ne nous eût point égarés. On commence à s'appercevoir de cette erreur : et l'on voit avec peine, en reprenant le véritable chemin, combien on y seroit déjà avancé, si on ne l'eût jamais quitté. Cependant, comme il n'y a point de mal sans quelque mélange de bien, de même il est arrivé en Médecine, que dans le chemin de détour, nous avons découvert quelques sentiers qui seroient ignorés, si nous ne nous fussions point égarés. Il est d'ailleurs certain, que les erreurs passées peuvent devenir utiles, en nous avertissant sans cesse du danger d'en commettre de

nouvelles. C'est dans cette vue, que pour
la connoissance parfaite d'une science, on
a toujours exigé l'étude non-seulement des
faits acquis par l'expérience et par l'observation, mais encore des opinions que
les savans ont eues sur ces faits. De là
la division naturelle de chaque science en
deux parties : dont la première présente
l'histoire des faits mêmes qu'une expérience
fidelle nous a démontrés ; et la seconde
celle de l'esprit, avec lequel les savans
ont traité ces faits. Et quoique ce ne soit
précisément que la première de ces parties,
qui mérite notre principale attention, elle
est cependant la plus petite. On pourroit
souvent réduire le livre d'une science à
très peu de chose, si l'on vouloit dépouiller
les propositions pratiques de toutes les opinions qui les accompagnent et des fausses
conséquences qu'on en avoit tirées. Le commençant qui auroit pu facilement connoître le chemin qu'il a déjà fait, se perd
dans un labyrinthe, où il ne peut plus
distinguer le sentier de la vérité d'avec les
chemins de l'erreur. Ceux-ci peuvent bien

servir de promenades ou de passe-tems à ceux qui ont vieilli dans la science; mais ils détournent du véritable but celui qui commence à l'étudier. C'est pour remédier à cet inconvénient, que je me suis proposé, il y a quelques années, de travailler à un abrégé de l'étude de la Nature et de la Médecine. Mon plan tendoit à faciliter cette étude en mettant sous les yeux des commençans le résultat de toutes les observations et les expériences avérées, avec tous les raisonnemens légitimes qui les établissent. L'exécution de ce plan est plus difficile qu'on ne pense : aussi desiré-je qu'on ne regarde cet ouvrage que comme une ébauche, et qu'on le juge en conséquence. Je ne dissimulerai pas cependant que les notions générales, que j'ai tâché de déterminer d'une manière précise dans ce petit ouvrage, pourroient bien être utiles aux étudians. La connoissance d'un ordre systématique leur sera agréable ; quoiqu'on ne puisse exiger d'eux, qu'ils suivent constamment un pareil ordre dans leurs études. Les idées fausses, que très-souvent ils ont de la valeur respective des sciences médicinales , les portent souvent à cultiver celles qui sont les plus éloignées , et qui n'influent que très-foiblement sur la Médecine , avec un zèle qu'ils devroient employer pour les parties nécessaires de cet art. Je croirai avoir atteint mon but , pour peu que je puisse leur être utile à cet égard.

MÉDECINE

DE LA MÉDECINE

EN GÉNÉRAL.

A

DE LA MÉDECINE

EN GÉNÉRAL.

LE corps humain est très-souvent exposé à des changemens aussi désagréables pour les sens, qu'ils sont préjudiciables à sa force et à sa durée respectives. La médecine tâche de corriger ou de prévenir ces changemens redoutables. Il seroit tout aussi injuste de mettre des bornes trop étroites à ces nobles efforts, qu'il est difficile de déterminer les momens, où le corps d'après les lois de la nature approche de sa destruction inévitable, et refuse absolument de se prêter aux secours de l'art.

Pour améliorer l'état contre nature, où se trouve un corps, ou pour affoiblir les causes qui ont produit cet état, on doit connoître non-seulement le corps, mais aussi toutes les choses externes, qui agissent sur lui; non-seulement les circonstances sous lesquelles il conserve sa santé, mais encore tout ce qui peut avoir quelque mauvaise influence sur elle. Il faut, en un mot, posséder tous les moyens qui pourroient rétablir son équilibre, et éloigner ou affoiblir les causes qui l'ont dérangé.

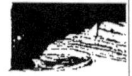

Quoique le corps de l'homme ne soit point dans un rapport immédiat avec les objets externes qui l'environnent, il en dépend cependant à plusieurs égards. C'est ainsi que tous les corps de la nature se tiennent tellement entre eux, qu'ils sont dans une dépendance réciproque, quoique souvent très-éloignée. La destruction de l'un, rangé sous une classe donnée de la nature, opère la production d'un autre, qui appartient à une classe bien éloignée de la première. La plante doit son accroissement à la terre, à l'air, à l'eau, à l'homme tout aussi bien qu'aux autres plantes mêmes. Tout ce qui agit sur l'homme, y produit tel ou tel changement d'après la différente manière d'agir des divers corps de la nature. S'il nous étoit permis de suivre cet enchaînement jusqu'aux causes les plus éloignées, à peine trouverions-nous un seul objet, dont on ne puisse dire avec raison, qu'il étend son influence jusques sur l'homme d'une manière ou d'une autre.

Ainsi l'on doit connoître tout ce qui tend à la conservation de l'homme ; tous les objets ou corps qui influent ou qui peuvent influer sur lui d'une manière préjudiciable, ainsi que tous ceux qui possèdent les vertus d'empêcher ou de dissiper les suites fâcheuses de ces objets, de chasser hors du corps humain tout ce qui lui est nuisible, de faire cesser ses souffrances, et de guérir les lésions de ses parties. Il faut de plus connoître la nature et la manière d'agir de tous ces corps comme aussi leur enchaînement et leurs rapports avec le reste , pour pouvoir être plus utile à l'homme. D'après cette énumération il n'est pas difficile de voir que la médecine exige l'étude de la nature entière.

Le but de cet ouvrage est donc d'indiquer à celui qui débute dans cette vaste carrière tous les points de vue, sous lesquels il doit considérer la nature par rapport à la médecine ; de lui montrer de la manière la plus lumineuse les bases, sur lesquelles porte l'édifice entier de la science ; de le conduire dans le plus sûr et le meilleur chemin de la recherche des vérités médicinales, supposé toutes fois qu'il entre dans cette carrière , préparé par une bonne éducation , doué d'une conception heureuse et libre de préjugés , et muni de la connoissance des langues nécessaires. Nous nous proposons enfin de lui présenter le tout de manière que son esprit encore peu exercé puisse saisir d'un coup d'œil l'enchaînement de toutes les parties , leurs rapports réciproques , et l'influence qu'elles exercent les unes sur les autres ; et qu'il apprenne à étudier chaque partie de cette vaste science avec tout le soin possible , et à connoître leur valeur respective , pour choisir ensuite celle qui convient le plus à sa capacité , et qui répond le mieux à ses desseins. Notre but seroit suffisamment rempli , si

nous étions assez heureux pour dissiper dans quelques têtes cette confusion d'idées, et pour répandre quelque lumière dans une carrière, où le
jeune médecin court d'autant plus de risque d'embrouiller ses connoissances acquises, qu'elles sont
en plus grand nombre, et rangées de manière
qu'il ne peut en tirer aucun parti.

DES QUALITÉS

ET DES CONNOISSANCES QUE

DOIT AVOIR CELUI QUI VEUT

ÉTUDIER LA MÉDECINE.

LA première qualité que doit posséder un étudiant en médecine, est un corps sain et bien organisé. Ses parties doivent avoir leur force convenable, pour qu'il puisse observer avec la plus grande exactitude et toute la sagacité requise, le grand nombre d'objets dont la médecine s'occupe. Dans un médecin le mauvais état de la santé est ordinairement un préjugé contre sa capacité, et une conformation désagréable peut affoiblir la confiance des malades, ou du moins leur inspirer de l'aversion pour sa personne.

La manière de juger favorablement des facultés de l'esprit d'un jeune homme par sa vivacité extérieure, ou de les regarder comme très-bornées par l'indifférence qu'il témoigne pour certains objets capables d'exciter la curiosité du commun des enfans, est sujette à l'erreur. Il est cependant possible à l'homme qui connoît un peu la marche de l'esprit humain, de découvrir ces qualités. Il peut à l'aide d'un peu d'attention s'assurer, si le jeune homme, dont il veut diriger les études, possède en effet l'esprit d'observation, la sagacité , la patience et le goût pour cette vaste science. Celui qui dirige un sujet doué de ces qualités dans la carrière de la médecine , et qui en éloigne un autre qui ne les possède point , mérite également bien de la société ; attendu que l'un ne sauroit lui être aussi utile, que l'autre pourroit lui devenir funeste.

La qualité essentielle d'un médecin doit être une *bonté de cœur* , qui dirige toutes ses entreprises , qui l'encourage , et qui lui fasse sacrifier sans hésiter toutes ses passions à la santé des hommes. Cette qualité est plus sûre et plus durable, lorsqu'elle est fondée sur la conviction qu'il a de son devoir , plutôt que sur une simple compassion physique. Elle a de plus l'avantage d'empêcher que la sensibilité du médecin ne succombe à l'aspect continuel des maux qui affligent les hommes ; de ne point traverser sa présence d'esprit, ou nuire à son repos. Mais celui qui n'a point le sentiment de cette compassion physique , source de nos vertus, et qui ne le remplace point par le plus haut degré de l'amour de ses devoirs , est un monstre, entre les mains duquel les médicamens se changent en poisons , et les moyens chirurgicaux en autant d'instrumens meurtriers.

Quoique je ne sois point du tout le partisan d'une éducation, qui néglige la perfection des organes des sens , et qui remplit la tête des jeunes gens de mots plutôt que d'idées , il est cependant certain qu'il n'y a point d'âge aussi propre pour apprendre les langues, que celui de la jeunesse. Il est malheureusement d'une nécessité indispensable pour toutes les classes de savans de connoître plusieurs langues étrangères, dont l'acquisition dans un âge viril est difficile, ou plutôt presque impossible, vu les autres occupations de cet âge. Ainsi l'étudiant en médecine doit entendre les langues Grecque, Latine, Anglaise, Allemande, Française et Italienne ; d'autant plus que les observations de tous les siècles et de tous les peuples sont des matériaux dont la médecine ne peut point se passer. S'il a négligé de se munir de ces instrumens du savoir, il faut que la curiosité l'excite ensuite à se les procurer avec d'autant plus d'activité, qu'elle est aiguillonée par le retard et par la conscience de son ignorance.

Parmi les sciences préparatoires on place ordinairement la logique et la métaphysique. Mais il est aussi absurde d'exiger de ceux qui entrent dans la carrière des connoissances humaines, les sciences qui ne sont que le résultat le plus fin et le plus abstrait de toutes les autres, qu'il le seroit de commencer par la grammaire lorsqu'on veut enseigner une langue. Celui qui se sent assez de force d'esprit, pour se hasarder dans les obscurités de la métaphysique, doit se fortifier d'avance par le secours des autres sciences, s'il ne veut point s'égarer.

Il n'en est pas de même des mathématiques. On est d'autant plus en droit d'exiger la connoissance de cette science, qu'elle est souvent non-seulement indispensable à l'exacte connoissance des vérités physiques, mais que par sa méthode elle contribue encore à l'ordre et à la clarté ; qualités d'esprit qui manquent à plus d'un savant.

Les mathématiques ont pour objet le rapport de l'espace et de la grandeur des corps, considérés en eux-mêmes, ou relativement à leurs forces et à leurs actions.

La mesure de l'activité d'un corps, est toujours en raison de la somme de ses parties, soit qu'elles soient simples ou composées. Deux corps de la même nature, mais de différente grandeur et quantité, ou placés à différentes distances, produisent différens effets. Ainsi l'on voit que pour connoître les corps et leurs propriétés d'une manière précise, il ne suffit point de connoître leur nature en elle-même, mais qu'il faut de plus avoir égard à leurs grandeurs, et quantités propres ou respectives.

Les axiomes ou les principes des mathématiques, ne supposent guère des connoissances antérieures ; et c'est pour cette raison que nous les plaçons au rang des sciences préparatoires.

Elles s'occupent uniquement de la grandeur et de la quantité des êtres, et déterminent leurs rapports. Et comme ces circonstances ont lieu dans

toutes les modifications possibles des corps, il est clair qu'on peut employer les mathématiques par-tout. Mais dans leur application on suppose toujours quelque connoissance de la nature de l'être en question ; quoiqu'on ait souvent été assez heureux pour deviner la nature, et les lois naturelles d'un être par des suppositions arbitraires.

DE LA MÉTHODE
D'APPRENDRE LA PHYSIQUE ET LA MÉDECINE.

ON appelle *Corps* tout être qui a une certaine étendue et qui est impénétrable.

En examinant les corps par les organes de nos sens, nous nous appercevons qu'ils produisent en nous différentes sensations ou idées, dont la cause doit résider dans ces corps mêmes et non pas dans nos sens, puisque ceux-ci restent constamment les mêmes.

Nous appellons *Propriété* tout ce qui sert à distinguer les corps les uns des autres par rapport à nos sens.

La première question que doit se faire un étudiant, c'est de savoir quelles sont les propriétés d'un corps qu'il doit connoître les premières : et quelles sont celles, dont la connoissance est plus facile et plus utile à acquérir.

Qu'on lui fasse remarquer qu'un corps possède différentes propriétés ; que deux ou plusieurs corps peuvent se ressembler plus ou moins, mais qu'ils ne peuvent jamais être d'une ressemblance parfaite dans toutes leurs propriétés (*) ; que les

---

(*) C'est ainsi, par exemple, que deux roses se ressemblent dans leur structure organique et essentielle ; mais elles ne sont jamais si parfaitement semblables qu'elles aient la même grandeur, la même couleur, le même nombre de pétales, etc.

différentes propriétés d'un corps considérées séparément, se rencontrent souvent dans d'autres corps (*); que vu l'immense quantité des êtres, il est impossible de lui faire connoître chaque corps séparément, et sans aucun rapport avec les autres corps, d'autant plus que tout ce que nous pouvons savoir sur la nature de ces derniers, se borne à leurs rapports réciproques; que pour cette raison la connoissance des propriétés des corps se divise en autant de branches particulières, qu'il y a des ressemblances de ces propriétés; que ce sont enfin ces ressemblances des propriétés, qui constituent ce que nous appellons une *Science*.

Toutes les fois que nous séparons la propriété d'un corps, qui est commune à plusieurs, il ne suffit point d'avoir une idée abstraite d'elle; il faut de plus que nous sachions dans quel rapport se trouve cette propriété dans chacun de ces corps séparément (**).

(*) Un homme croît comme une plante; ses humeurs s'agitent et se meuvent comme la séve dans une plante: mais l'un et l'autre sont des êtres bien différens par beaucoup d'autres propriétés.

(**) Nous savons, par exemple, que la Chymie est la connoissance de la combinaison des parties hétérogènes des corps, et que tous les corps connus sont composés des parties hétérogènes; mais il faut de plus savoir de quelles parties est composé chaque corps en particulier.

On voit par là que chaque propriété générale, considérée par rapport aux différens corps où elle se trouve, a ses différences particulières; et que nous devons connoître toutes ces particularités, puisque nous ne pouvons avoir d'autre connoissance que celle des individus, l'usage de généraliser nos idées ne servant qu'à rendre plus claire et plus facile cette connoissance.

Il résulte de ce que je viens de dire sur la différence des propriétés générales et particulières, que les premières n'existent absolument que dans nos idées, et qu'elles ne sont qu'un simple moyen pour acquérir avec plus de facilité la connoissance des corps particuliers.

Ainsi, pour avoir une règle dans l'examen des particularités d'une propriété générale, nous avons recours à la ressemblance et à la dissemblance des qualités des corps, et nous en formons divers échelons ou degrés qui nous conduisent d'autant plus facilement à notre but, qu'ils sont moins interrompus et moins écartés du chemin de la nature (*).

(*) Un grand nombre de corps, par exemple, sont disssolubles dans l'eau, et se forment, soit par eux-mêmes, soit par l'addition d'une substance terreuse, en cristaux. Il en résulte un échelon ou classe de corps que nous appellons *Sels*. Parmi ces sels, il y en a qui font effervescence avec les acides, et nous fournissent un autre échelon sous le nom d'*Alcalis*. Une subdivision de ceux-ci nous donne un troisième échelon connu sous le nom d'*Alcalis fixes*. Un

C'est sur cette manière de considérer les corps de la nature, qu'est fondée cette partition ou disposition d'une science, que nous appellons *méthodique*.

On désigne les échelons de cette partition sous différens noms, selon qu'ils sont plus ou moins généraux, ou qu'ils désignent des corps particuliers.

Ces derniers sont connus sous le nom d'*Individus*.

D'une propriété considérée comme appartenant à plusieurs individus, résulte ce que nous appellons une *Espèce*.

Si plusieurs espèces possèdent en commun quelques propriétés, la notion abstraite de cette ressemblance s'appelle *Genre* (*).

De la ressemblance des propriétés de plusieurs genres, résulte la notion d'un *Ordre* (**).

---

de ces derniers, combiné avec l'acide vitriolique, donne naissance au *sel admirable de Glauber*, que nous considérons comme le dernier échelon.

(*) Dans l'exemple que nous venons de citer, nous avons vu qu'un alcali fixe combiné avec l'acide vitriolique, produisoit le sel admirable de Glauber. Si nous voyons également qu'un autre alcali fixe combiné avec le même acide, nous donnât un *tartre vitriolé*, alors ces deux sortes d'alcali ne pourroient plus appartenir à la même espèce. Mais la propriété de fixité qu'ils possèdent en commun, les réunit sous le même genre.

(**) Ces mêmes alcalis ou d'autres en tant qu'ils font effervescence avec les acides, appartiennent au même ordre.

Enfin ce qui est commun à plusieurs ordres nous fournit l'idée d'une *Classe* (*).

Nous appellons *Système* ou *Méthode*, la manière d'arranger et de diviser les propriétés des corps d'après des idées générales.

Ces idées sont d'autant plus générales et plus étendues, qu'elles s'éloignent davantage des espèces. Et comme dans tout ceci il n'est question que de connoître les individus, l'étudiant seroit peut-être tenté de regarder cette manière de considérer les êtres, comme un détour, qu'il pourroit éviter en marchant droit à la recherche des individus.

Mais il doit se persuader que cette recherche est au-dessus de ses forces ; que son esprit ne peut contenir toutes les notions individuelles, sans les confondre ; que les idées générales le conduisent, quoique d'une manière indirecte, par une gradation beaucoup plus commode, à la connoissance des individus ; qu'elles le mettent en état de comprendre un grand nombre d'êtres par un très-petit nombre d'idées ; qu'elles soulagent sa mémoire et lui épargnent beaucoup de peines.

Souvent les professeurs cherchent à prémunir

(*) Tous les corps qui se dissolvent dans l'eau et se forment en cristaux, appartiennent à la classe des sels, soit qu'ils ressemblent dans leurs autres propriétés à ceux que nous venons de citer, soit qu'ils en diffèrent.

leurs

leurs élèves contre la manie des systèmes ; et il est certain, que dans les sciences, qui faute de matériaux suffisans sont encore peu formées, les systèmes peuvent souvent devenir plus nuisibles qu'utiles. Mais aussi l'abus d'une chose n'empêche point qu'elle ne puisse être d'une grande utilité, si on l'emploie d'une manière convenable. Une connoissance systématique et générale soulage la mémoire de l'élève, lui fraye le chemin de la science, et lui indique ce qui lui reste encore à faire, en lui montrant ce qu'il a déjà fait. Il s'agit seulement de ne pas trop forcer la nature des choses, de ne puiser les idées générales que dans la source de l'expérience ; et toutes les fois qu'elles sont insuffisantes, d'y laisser plutôt une lacune, que de les remplacer par une théorie étrangère à la science.

Ce n'est pas à la vérité une tâche facile que de classer les corps, dans la formation desquels la nature elle-même n'a point suivi un pareil ordre. Mais il seroit encore plus difficile de mettre quelque ordre dans nos idées, de les juger dans leurs rapports réciproques, de les employer, de les réformer et de les étendre, sans le secours d'une classification.

Comme nos idées générales se fondent sur la ressemblance des êtres, la plus grande difficulté consiste à déterminer cette ressemblance.

Chaque être possède différentes propriétés,

B

dont chacune séparément ressemble à d'autres.
Ainsi, d'un nombre donné d'êtres, on peut se
former diverses idées générales, qui toutes cependant ne sont point d'une égale importance. Ce
qui importe le plus dans ces idées, c'est de former
un tel assemblage, que les corps, rangés d'après
leurs propriétés, s'approchent autant qu'il est
possible de la gradation de la nature.

Le but qu'on se propose dans la division systématique d'une science, c'est de se faire des idées
générales de ces mêmes propriétés dont la science
s'occupe dans la considération des corps : on doit
par conséquent abstraire ces idées de la ressemblance de ces seules propriétés, et non pas
d'autres (*).

Il arrive cependant quelquefois, que l'objet
de la science est encore trop peu connu, pour
qu'on puisse se former par abstraction une idée
générale de sa propriété. Dans ce cas, il faut
prendre pour base une autre propriété connue
du même objet, qui soit cependant analogue à
celle qu'on cherche à déterminer; en attendant
qu'on éclaircisse par ce moyen, ou par d'autres
expériences, la propriété qui n'est pas encore
connue(**).

(*) Dans la minéralogie, par exemple, un système fondé
sur la structure des fossiles, seroit fort éloigné de la nature de cette science, qui ne devroit ranger ces corps que
d'après la ressemblance de leur utilité respective.

(**) La Minéralogie nous en fournit un exemple. Et

Comme les divers échelons qui constituent l'échelle de la nature, se dérobent souvent à nos sens, soit par leur multiplicité, soit par leur finesse; il est extrêmement difficile d'en déterminer le nombre, de manière que le plus bas de ces échelons n'ait presque aucune ressemblance avec le plus haut, mais qu'il conserve cependant avec lui assez d'analogie pour qu'il ne puisse appartenir à une autre échelle; et d'assigner un tel caractère général, qu'il soit commun à tous les échelons dans la même proportion (*).

La cause de la difficulté de déterminer le commencement et les limites de cette différence, vient de ce que la nature elle-même dans la modification des corps ne fait point des sauts, mais qu'elle observe constamment une gradation souvent imperceptible à nos sens.

---

effet la forme ou la structure des minéraux paroît à nos sens si vague, que nous ne pouvons nous en former une idée fixe et générale. Mais comme nous sommes instruits par l'expérience, que les degrés de la combinaison suivent constamment ceux de la forme, nous divisons en attendant les minéraux d'après la différence de leur combinaison, et nous sommes sûrs que si nous pouvions découvrir le caractère de leur structure, la division fondée sur ce caractère, ne donneroit que les mêmes résultats.

(*) La preuve en est dans la difficulté de déterminer le caractère des animaux, des plantes et des fossiles qui sont placés dans ces parties de l'Histoire naturelle, où ces trois règnes se confondent. On dit que l'*animalité* consiste dans la sensation et dans la locomobilité volontaire. Il est cependant bien difficile de trouver ces deux caractères dans certains

Cependant cette difficulté ne doit point nous décourager. Elle ne sert tout au plus qu'à prouver que nos connoissances seront toujours défectueuses. Tout le monde connoît cette triste vérité : mais personne ne s'est avisé, pour cela, de renoncer au plaisir de découvrir les secrets de la nature, du moins autant que nos forces nous le permettent.

Pour écarter autant qu'il est possible les inconvéniens de cette difficulté, on doit chercher à déterminer les caractères des corps, non du bas en haut, mais du haut en bas. De cette manière, il reste à la vérité quelques corps indéterminés ; mais l'avantage qui en résulte, c'est d'avoir des idées plus claires du reste qui constitue le plus grand nombre (*).

On voit par là que ces divisions ont des défauts essentiels ; mais nous sommes condamnés par la nature même de nos facultés à ces sortes d'imperfections. Plus le nombre des individus qu'une observation longue et soutenue nous aura présentés, sera grand, moins nous aurons besoin d'un système. Mais un étudiant ne peut point s'en

---

corps, qui néanmoins n'appartiennent point au règne végétal : du moins il y a des corps que nous plaçons avec une apparence de raison dans ce dernier règne, qui ont pourtant la plus grande ressemblance avec certains animaux relativement à ces deux caractères. Le mouvement uniforme des écailles d'une huître, ne diffère guère de celui des plantes.

(*) On doit tirer les caractères du règne animal, des animaux les plus parfaits ; ceux du règne végétal, des plantes les plus parfaites ; et ceux du règne minéral, des fossiles.

passer, s'il veut jouir dans un court espace de
tems du fruit de plusieurs siècles. Il faut que le cercle de la nature lui soit présenté avec ses divisions,
et qu'il puisse examiner le tout, pièce par pièce;
de peur qu'une trop grande circonférence ne dérobe à sa foible vue les objets multipliés de la
nature.

En examinant d'après les principes que nous
venons d'établir, le vaste champ de la nature,
nous voyons que tous les corps possèdent deux
principales espèces de propriétés, dont l'une
appartient aux corps considérés en eux-mêmes, et
dont l'autre n'est que le résultat des actions que
ces mêmes corps exercent les uns sur les autres.
Sous la première nous comprenons la *Combinaison*
et la *Structure*; la dernière est la *Force*, ou tous
les phénomènes produits par cette force.

Tous les corps de la nature sont composés de
parties qui diffèrent entre elles; et c'est ce que
nous appellons *Combinaison*.

Par le nom de *Structure* nous entendons cette
propriété des corps, qui donne à leurs parties
une figure déterminée, qu'on n'apperçoit cependant
que dans les corps qui sont un peu plus parfaits.

---

qui sont dans le sens le plus rigoureux des pierres. Les phénomènes des corps mitoyens placés entre ces trois règnes,
ne peuvent servir de caractères: car autrement nous tomberions
dans un cercle qui est celui que la nature parcourt à la vérité;
mais que nous ne pourrons jamais concevoir par des idées
abstraites et générales.

Ainsi, quand on veut suivre la marche de la nature, il faut commencer par les principales et les plus générales propriétés des corps.

Mais quand on veut avoir égard à la capacité d'un apprenti, on est obligé de s'écarter de cette marche ; quoiqu'on doive en général éviter de troubler l'une aussi bien que de forcer l'autre.

Pour connoître quelque propriété d'un corps, il faut multiplier les rapports par lesquels il est lié avec d'autres corps. Mais plus le nombre de ces rapports est grand, plus l'acquisition d'une pareille connoissance devient difficile. Et comme nous devons nous accommoder à la capacité de notre apprenti que nous supposons dans l'ignorance de la nature, il est essentiel de lui faire connoître, avant tout, les propriétés des corps, dont la connoissance peut être acquise par les plus proches rapports.

Celles qu'on peut acquérir avec le moins de difficulté, ce sont les propriétés que nous observons dans les corps, par la réaction de ces derniers sur nos sens. Plus il faut rassembler de corps pour connoître la propriété de quelqu'un d'entre eux, plus cette comparaison suppose de connoissances. Mais nous n'avons aucun besoin du secours des autres corps, toutes les fois que nos sens mêmes peuvent pénétrer dans la substance d'un corps. C'est le cas dans la disposition déterminée des parties d'un corps. Nous n'avons qu'à l'examiner par la vue, sans avoir besoin de le comparer à d'autres corps. Si quelquefois on y rencontre quelque difficulté, elle est trop peu importante, pour qu'on ne puisse la lever par les forces du corps plutôt que par celles de l'esprit.

Il n'en est pas de même des combinaisons infiniment variées des élémens primitifs et hétérogènes. Pour connoître les différentes parties de ces combinaisons, et les rapports qu'elles ont entre elles, il faut rompre le lien qui les unit si étroitement. Nos sens sont trop foibles pour pénétrer dans la combinaison interne des corps. Si l'on pouvoit parvenir à les diviser, l'œil examinateur pourroit alors saisir leurs parties simples.

Mais une pareille division passe le plus souvent les bornes de nos moyens méchaniques. Ceux-ci peuvent bien diviser les corps; mais ils ne sauroient rompre le lien qui unit leurs parties hétérogènes. Ils peuvent seulement nous présenter par la division les mêmes corps en petit; mais ils ne sont point capables de les réduire en principes élémentaires. Pour opérer cette décomposition, on est obligé d'employer d'autres corps qui possèdent la vertu de rompre un lien que la nature a formé, et de rendre sensibles les parties simples et primitives.

Ces seules difficultés seroient déjà des motifs suffisans pour nous détourner du chemin de la nature, et pour nous forcer à faire un saut qui pût préparer un étudiant à ce pénible voyage, si d'ailleurs la nature de nos facultés n'exigeoit pas une pareille démarche. Les caractères par lesquels nous distinguons le plus grand nombre des corps et les différens noms que nous leur donnons, avant même de connoître leurs autres propriétés, sont pris pour la plûpart de la disposition déterminée de leurs parties, à cause de la facilité que chacun a de les connoître. C'est pourquoi nous devons commencer par ces caractères, afin de nous mettre en état d'avoir au moins quelque idée des corps, lorsque nous les voyons pour la première fois, et de les distinguer les uns des autres d'une manière quelconque.

Munis de cette connoissance, il nous sera plus facile dans la suite d'examiner et de connoître les parties hétérogènes et plus cachées des corps.

Les procédés de la nature une fois connus, nous pourrons plus facilement concevoir ses actions et ses mouvemens, et en découvrir les causes autant que les bornes de nos facultés le permettent.

De toutes ces observations et expériences enfin, nous apprendrons à choisir et à employer celles qui peuvent être utiles et salutaires aux lésions du corps humain.

HISTOIRE

NATURELLE.

DE L'HISTOIRE NATURELLE

EN GÉNÉRAL.

ON appelle *Histoire naturelle*, la science qui nous enseigne à connoître èt à distinguer la *disposition déterminée des parties*, ou la *structure* des corps naturels.

Pour ne point confondre cette science avec la physique, nous devons prendre garde d'y admettre ces phénomènes des corps, qui sont produits par le mouvement. On peut pardonner cette faute à un apprenti qui cherche à étendre et à rendre plus utiles et plus agréables les notions qu'il possède des parties des corps, en les associant avec celles de leurs effets et de leurs mouvemens. Mais elle seroit inexcusable dans celui qui doit donner aux étudians des idées précises de l'étendue, des limites, en un mot du caractère de chaque science.

On est encore à savoir, si la *Structure* est une modification générale de tous les corps, et si par conséquent tout le règne de la nature doit être l'objet de l'Histoire naturelle.

Ce n'est point ici le lieu d'examiner une question si subtile. Je me contente de remarquer qu'il est très-vraisemblable que cette propriété doit avoir lieu par-tout où il existe une composition ; et comme nous ne connoissons point de corps simples, nous devons les rapporter tous sous le point de vue de la disposition déterminée de leurs parties. Cette manière de voir nous mettra au moins à même de connoître par nos recherches jusques à quel point chaque corps possède cette propriété.

Il faut, pour connoître tous ces corps d'après leur structure, et nous les rendre familiers, que nous nous en fassions des idées générales, et que nous réduisions ces idées en système, afin qu'elles soient liées ensemble.

Il suit de ce que nous avons dit ci-devant concernant la formation des idées générales, que dans le cas présent, la ressemblance de la disposition déterminée des parties doit nous fournir l'idée générale de la structure d'un corps.

Cet arrangement ou disposition déterminée, que la nature même a choisie, doit nous servir de modèle pour former nos idées générales.

Mais nous devons bien nous garder de croire que la nature a suivi un système. Si en formant les corps elle les eût distingués par des sections ou intervalles déterminés et sensibles, on auroit pu croire qu'elle cût elle-même observé une méthode. Mais elle a tellement confondu les êtres les uns avec les autres, et les nuances par lesquelles elle a voulu les distinguer, sont si imperceptibles que nous sommes fort embarrassés de déterminer à la rigueur les points où les genres finissent et où ils commencent. Parmi deux corps très-rapprochés, il existe toujours un troisième qui n'appartient ni à l'un ni à l'autre des deux, ou, si l'on veut, qu'on peut regarder comme appartenant à tous les deux du même droit : preuve certaine que les idées générales sont plus ajustées à la foiblesse de notre esprit qu'à la nature des choses.

Ainsi il est impossible d'avoir une méthode qui soit en elle-même parfaitement analogue à la nature. Elle est d'ailleurs impossible par l'ignorance même où nous sommes des corps simples. Dans la chaîne de la nature il manque bien des chaînons, en sorte que nous courons risque de faire occuper à un corps la place d'un autre corps bien différent.

Mais, vu la nécessité d'un système, ces considérations ne doivent point nous empêcher de diriger nos vues principales sur les rapports naturels des corps. Dans ce cas, ce qui pourroit nous arriver de plus heureux, ce seroit de tirer nos idées générales des parties par lesquelles la nature même a distingué la différence des corps.

Un système fondé sur ces principes, non-seulement nous donneroit en général des idées des corps, mais il nous feroit en même tems connoître leur structure particulière et distinctive.

Cependant, ces caractères de la nature nous manquent souvent; et dans ce cas nous faisons mieux d'adopter un *système artificiel*, que de nous former de fausses idées de la nature par des divisions défectueuses et arbitraires; car l'ignorance est préférable à l'erreur.

Comme la modification de la matière est la base sur laquelle portent toutes les opérations de la nature, et qu'une partie essentielle de cette modification, est la structure des corps; la connoissance de cette dernière nous devient d'autant plus nécessaire, que notre but est de concevoir les opérations de la nature.

Le grand nombre des corps, et leur différence réelle, nous obligent d'abord de les diviser en certaines classes, et d'en faire de chacune l'objet d'une science particulière, pour ne point décourager l'apprenti en le conduisant trop tôt sur un champ trop vaste pour son esprit.

On appelle *Géographie physique*, la connoissance de la structure de notre globe. Elle comprend toutes les parties constituantes de la terre. Lorsqu'en déterminant ces dernières, on n'examine que les corps mixtes, on donne à cette partie de l'histoire naturelle le nom d'*Orictographie*.

On divise ces parties constituantes en trois classes ou règnes. Nous rangeons sous la classe des *minéraux* celles qui forment le plus bas degré de l'échelle naturelle.

La seconde classe comprend tous les corps qui présentent une structure déterminée et un mouvement de leurs parties constituantes; elle est connue sous le nom de *plantes* ou *végétaux*.

Si l'on ajoute à ces propriétés le sentiment, il en résulte la plus parfaite classe des corps, celle des *animaux*, à laquelle nous appartenons.

La connoissance de ces classes séparément, constitue autant de sciences particulières, dont nous allons déterminer les caractères respectifs.

DE LA MINÉRALOGIE.

LA *Minéralogie* est cette science qui nous enseigne la structure des corps qui composent notre globe, et que nous appellons par cette raison *fossiles*.

Plusieurs savans n'ont regardé les minéraux que comme des corps mixtes, dans lesquels il n'y avoit aucun tissu déterminé de leurs parties.

Mais comme toutes les propriétés des corps se suivent et se perdent les unes dans les autres par une gradation imperceptible, qui rejette toute idée d'une démarcation brusque, il est permis de présumer que les minéraux même possèdent un certain degré de structure. Nos sens seuls peuvent nous convaincre de cette vérité, du moins pour un grand nombre de ces corps (*) ; et quant aux autres, on est plus en droit d'accuser l'insuffisance de nos organes, que de leur supposer le défaut de cette propriété.

En accordant aux minéraux un certain degré de structure, nous sommes cependant bien loin de les considérer comme corps organiques. Ils sont dénués de tous les caractères de ces derniers, dont nous parlerons dans la partie suivante de l'histoire naturelle.

(*) Tels, par exemple, que le quartz, le spath et beaucoup d'autres minéraux. Les métaux même ont souvent une figure déterminée.

Quoique

Quoique, ce que nous présentent les sens dans la composition des minéraux suffise pour leur supposer un certain degré de structure déterminée, il s'en faut bien cependant que cette structure soit de nature à nous en donner des idées justes. La ressemblance de figure de deux minéraux est souvent en raison contraire de leur nature respective (*); et réciproquement, des minéraux qui ont les plus grands rapports naturels, sont souvent d'une figure absolument différente.

Ainsi, il est non-seulement impossible en partie de se faire une méthode fondée sur cette propriété; puisque un grand nombre de ces corps ne présente à nos sens aucune figure; mais une telle méthode s'écarteroit encore de l'ordre de la nature, si nous ne subordonnions le petit nombre de caractères imparfaits de la structure des corps, à d'autres caractères propres à déterminer d'une manière plus précise et plus conforme à la nature, la différence des corps (**).

La chymie nous fournit ces caractères, en

(*) Le diamant a la même figure que l'alun, quoique ces deux minéraux soient d'une nature bien différente. Le plomb spathique blanc se crystallise en prismes, ainsi que le salpêtre, quoique l'un soit bien éloigné de la nature de l'autre. Peut-être sont-ils composés tous les deux de semblables parties constituantes; mais ce seroit agir très-légèrement, que de bâtir des systèmes sur de simples probabilités.

(**) Le système de LINNÉ, fait d'après la forme extérieure des minéraux, prouve combien est éloignée de la na-

C

nous enseignant la différence des parties constituantes. C'est de la ressemblance de ces parties que nous tirons les idées générales, sur lesquelles est fondée la méthode.

Quelques-uns de nos modernes minéralogistes nous ont donné des systèmes formés d'après ces principes (*).

Mais un pareil système n'est plus un simple système d'histoire naturelle. Les minéraux considérés sous ce point de vue, deviennent plutôt un objet de chymie : et comme nous avons déjà placé cette dernière science à la suite de celle de la structure des corps, par la raison que celle-ci est plus à la portée d'un commençant ; il seroit plus convenable que la partie de l'histoire naturelle qui s'occupe des élémens des corps, fut enseignée avec ou après la chymie.

Cependant en examinant les minéraux, il ne

___

ture la manière de classer ces corps d'après les seuls caractères externes. ROMÉ DE L'ISLE s'est un peu plus approché de la nature par sa Crystallographie. Mais tant que nous nous bornerons à la seule connoissance de la forme extérieure de ces corps, nous ne pourrons en tirer que des conclusions très-imparfaites. De quelle utilité, par exemple, pourroit nous être la connoissance de la forme extérieure du corps humain, si nous ne suivions jusqu'aux plus fins nerfs, les parties qui le composent ?

(*) Voyez CRONSTEDTS , *versuch einer minéralogie.* Kopenhagen und Leipzig. 1770. SCOPOLI , *Principia mineralogiæ systematicæ et practicæ.* Pragæ. 1772. et H. G. F. R. GERHARDS *Grundriss des mineral systems.* Berlin 1786.

faut cependant perdre jamais de vue leur structure ou leur tissu ; quoique nous soyons obligés de remplacer ce qui nous manque pour la connoissance de cette propriété des corps, par d'autres propriétés qui frappent davantage nos sens.

Quand on ne considère les minéraux que comme parties constituantes de la terre, ils deviennent l'objet de l'*orictographie*. Dans ce cas on fait moins attention à leurs propriétés qui appartiennent aux corps simples mêmes, qu'à leur position respective dans notre globe. L'utilité de cette connoissance consiste en ce qu'elle nous rend plus familière la nature de ces corps. La proximité constante de certains corps nous fait présumer, ou qu'ils sont composés des mêmes élémens, ou qu'ils ont contribué de quelque autre manière à leur formation réciproque.

Au reste, comme une pareille connoissance des minéraux n'influe pas directement sur la médecine, il ne faut point que l'étudiant entre dans les plus petits détails de cette science. Il se contentera de connoître ces corps qui par leurs vertus médicinales deviennent un objet immédiat de la médecine, et de savoir simplement les résultats généraux des recherches minéralogiques, pour avoir des idées justes sur le rapport de ces corps avec les autres parties de la nature.

Nous allons maintenant examiner les autres corps, dont la forme plus déterminée et plus sensible suffit seule à nous fournir des caractères plus certains pour les distinguer les uns des autres.

Les *corps organiques* commencent ou finissent les minéraux. Ils sont composés de parties solides et de parties fluides. Les premières sont pour la plûpart formées de tuyaux creux qui contiennent les parties fluides. Ils diffèrent en outre de ceux qu'on appelle *corps mixtes*, en ce que chaque espèce des corps organiques est divisée en mâles et en femelles, distingués par les organes de la génération, ou réunit les deux sexes ensemble.

DE LA BOTANIQUE.

ON appelle *Botanique* la partie de l'histoire naturelle, qui traite des corps organiques destitués des organes des sens, de la conscience et du mouvement volontaire.

Cependant sous le nom de Botanique, on peut encore comprendre la connoissance de la combinaison et des fonctions des plantes, dont la première est l'objet de la chymie, et les dernières celui de la physique. Ainsi, pour éviter la confusion, il seroit plus à propos de conserver le nom de *Botanique* à la science de la structure des plantes, et donner celui de *Phytologie* à la science qui traite des fonctions de ces mêmes plantes.

Les principales parties d'une plante sont la *racine, la tige avec les feuilles,* la *fleur* et le *fruit.* Sa substance interne est composée de *tuyaux* ou *vaisseaux,* d'un *tissu cellulaire* et des *sucs nourriciers* connus sous le nom de *séve.* La plante entière est extérieurement recouverte d'une fine membrane ou épiderme sous laquelle est située l'*écorce.* Sous cette dernière on trouve les vaisseaux qui étroitement unis et serrés les uns contre les autres, acquierrent plus de solidité, et forment le *corps ligneux* qu'on appelle *bois.* Le centre de ce bois contient la *moëlle,* qui est de même recouverte d'une espèce d'écorce particulière épaisse, séparée du bois par un tissu cellulaire, et qu'on nomme *aubier*.

La *racine* est cette partie de la plante qui est fixée dans la terre (1), et qui porte la tige et les fruits. Lorsqu'elle est composée de plusieurs tuniques tendres, succulentes, sphériques, et qui s'enveloppent les unes dans les autres, on lui donne le nom d'*oignon*.

La *tige* (2) s'élève au - dessus de la terre en partant de la racine ; elle fournit les branches et les feuilles, et se termine par les fruits.

Les *feuilles* sont formées par l'épanouissement des vaisseaux qui partent de la tige, et sont recouvertes de l'épiderme.

On voit dans plusieurs plantes entre la tige et les feuilles, des boutons qu'on appelle *yeux* ou *bourgeons*. Ils renferment les rudimens des feuilles qui doivent se développer l'année suivante, et qui sont en attendant roulées et repliées sur elles-mêmes. Entre ces feuilles on découvre aussi d'autres petits corps qui servent à la production des bourgeons de l'année suivante.

Une *fleur complète* est composée du *calice*,

---

(1) Excepté les plantes appelées *parasites*, dont les racines sont attachées à d'autres arbres. NOT. DU TRADUCT.

(2) Le nom de *tige* est ici pris dans son acception la plus étendue, savoir, en tant qu'il comprend les différentes espèces de troncs, telles que la tige, le *chaume*, la *hampe*, etc. NOT. DU TRADUCT.

de la *corolle*, de l'*étamine* qui contient la *poussière fécondante*, et du *pistil*.

Il y a des plantes qui réunissent dans une même fleur les étamines et les pistils, c'est-à-dire les parties mâles et les femelles. On appelle ces fleurs *Hermaphrodites*. Il y en a dont les fleurs ne renferment que les étamines ou les pistils séparément. On donne aux premières le nom de *fleurs mâles*, et aux secondes celui de *fleurs femelles*. Les fleurs mâles se trouvent quelquefois sur le même pied, d'autres fois sur différens pieds de la plante; et il existe des plantes qui portent sur le même pied les trois espèces de fleurs à la fois.

On appelle *Arbres*, les plantes qui s'élèvent à une grande hauteur, et qui conservent toujours leur tige et leurs branches. On donne le nom d'*arbrisseaux* à ceux dont la tige est aussi durable que celle des arbres, mais qui s'élèvent moins que ces derniers (1). Celles qui sont d'une hauteur beaucoup moindre que celles des arbrisseaux, et qui perdent leurs tiges pendant l'hiver, sont connues sous le nom d'*herbes*. On les distingue en *annuelles* ainsi nommées, parce qu'elles croissent et meurent dans une année, en ne laissant que leur graine; et en *vivaces*, lesquelles

─────────────

(1) On distingue encore les *arbustes* qui ne s'élèvent qu'à la hauteur des herbes, mais dont la tige subsiste pendant l'hiver. NOT. DU TRADUCT.

C 4

subsistent plusieurs années par leurs racines , quoiqu'elles perdent leurs tiges pendant l'hiver.

Il existe des plantes qui n'ont point de fleurs.
De cette espèce sont les *fougères* , les *mousses* , les
algues et les *champignons* (1).

Les *fougères* n'ont, au lieu des fleurs , qu'une
espèce de petits grains épars sur le dos de leurs
feuilles. Ces grains lancent dans un certain tems
une poussière. Mais on ne sait pas précisément
si c'est la poussière fécondante , ou le fruit même
de la plante.

Dans les *mousses* au lieu d'étamines on voit
une sorte de boîte contenant une poussière , et
couverte par un opercule qui se détache ensuite.

La structure des *algues* est bien simple. La
racine , la tige et les feuilles ne paroissent former qu'un seul corps. Au lieu de fleurs , on n'y
voit que certaines vésicules ou cavités.

On n'est encore parvenu à découvrir aucun
vestige de fleurs dans les *champignons*. Leur pé-
duncule au lieu de feuilles porte un corps rond
et friable.

La grande ressemblance de ces quatre classes
de plantes , nous autorise à les ranger sous la
même famille naturelle. On peut y ajouter les
graminées et les *palmiers*. Les premières diffèrent

---

(1) Ce sont les quatre ordres qui constituent la vingt-
quatrième classe de LINNÉ, connue sous le nom de *Cryp-
togamie*. NOT. DU TRADUCT.

de toutes les autres par leurs feuilles simples, longues et étroites, et par leur chaume, tige ou fistuleuse et articulée, c'est-à-dire coupée de distance en distance par différens nœuds. Les palmiers se distinguent aussi de toutes les autres par une racine simple et une tige pareille dépourvue de branches, et terminée par des feuilles *pinnées*, ainsi qu'ils diffèrent des quatre classes précédentes par leurs fleurs complètes.

Quoique nous observions encore plusieurs ordres naturels parmi les autres plantes, il en reste cependant une grande partie, dont on n'a pu jusqu'à présent en aucune manière découvrir les rapports naturels. Ceux même qui d'après la forme extérieure nous paroissent les plus naturels, réunissent souvent des plantes qui possèdent des vertus bien différentes. Ainsi, quoique nous soyons fondés à regarder comme légitimes les conclusions qu'on tire de la ressemblance de la forme extérieure des plantes relativement à leurs vertus, les classes même que les naturalistes considèrent comme naturelles, présentent encore une trop grande variété dans la forme et dans les vertus de certaines plantes, pour que nous puissions en faire un système. Et comme dans un pareil état des choses, le commençant qui doit avoir des idées générales, ne pourroit atteindre que très-imparfaitement son but, il sera forcé d'acquérir ces mêmes idées par d'autres moyens aux dépens de l'ordre naturel.

Dans un système naturel il faut avoir égard à la ressemblance de toutes les parties d'une plante ; mais dans un système artificiel nous sommes les maîtres du choix des parties, dont nous voudrions tirer nos idées générales. Cependant, comme toutes les parties ne sont pas également propres à cet effet, on doit choisir de préférence celles qui sont essentielles aux plantes qui se présentent facilement à nos sens, et qui s'écartent le moins possible de leurs rapports naturels.

On trouve ces conditions dans les parties des fleurs, quoiqu'elles aient le désavantage de n'exister dans les plantes, que pendant une petite partie de l'année. Cet inconvénient existe de même dans le système naturel, puisque la nature n'a distingué un très-grand nombre de plantes que par la diversité de leurs fleurs.

Le système de LINNÉ (*) fondé sur le sexe des plantes et sur le nombre des étamines, a sans doute, ainsi que tous les systèmes artificiels, de grandes imperfections. Mais comme la nomenclature de ce naturaliste est presque généralement adoptée, le commençant doit suivre ce système, jusqu'à ce qu'une connoissance suffisante de plantes individuelles acquise par ce moyen,

_____

(*) Voyez LINNÆI genera plantarum, species plantarum et systema naturæ.

le rende propre à la recherche de leurs rapports naturels.

Le grand nombre de connoissances qui sont liées à la médecine aussi étroitement que la connoissance de la botanique, ne permet point à l'étudiant de suivre cette dernière dans toutes ses parties scrupuleusement. Il lui suffira de savoir de la structure des plantes autant qu'il faut pour expliquer leurs phénomènes généraux. Mais comme le règne végétal nous fournit un grand nombre de plantes propres à conserver ou a rétablir la santé de l'homme, il doit nécessairement connoître ces plantes d'une manière plus détaillée. Et c'est dans cette vue qu'un système lui sera d'autant plus utile, qu'il lui fournira en tout tems les moyens de distinguer de toutes les autres les plantes dont il aura besoin, sans être obligé de connoître tout le règne végétal.

D'ailleurs comme on est souvent dans la nécessité de connoître les plantes par leurs feuilles, soit parce qu'elles ne sont pas encore en fleurs, ou parce qu'on n'a pas toujours le loisir d'examiner ces dernières d'après leurs caractères systématiques; il est bon que l'étudiant s'accoutume à connoître de vue ces plantes, celles sur-tout qui sont employées en médecine. Il n'acquerra cette connoissance qu'à force de les voir souvent et de les comparer ensemble. L'usage d'un herbier est fort propre à cet effet; car l'obligation

de manier souvent les plantes, soit en les re-
cueillant, soit en les desséchant, nous les rend
enfin si familières que nous pouvons les distinguer sans le secours des caractères botaniques.

Le médecin qui se destine uniquement à la
pratique, n'a besoin de connoître que les genres
qui nous fournissent quelques plantes officinales.
Car de dix mille espèces de plantes que nous
connoissons jusqu'à présent, à peine existe-t-il
quelques centaines, dont les vertus médicinales
nous soient connues.

Je vais exposer en abrégé le système de LINNÉ,
en y ajoutant en même tems les noms des plantes qui se trouvent depuis long-tems dans la matière médicale, et que le médecin doit connoître, quoique les vertus médicinales de la plûpart d'entre elles ne nous soient connues que d'une
manière bien imparfaite.

CLASSE I. MONANDRIE.

Plantes à fleurs hermaphrodites n'ayant qu'une
étamine.

1. Amomum Zingiber ; le *Gingembre.*
2. Amomum Cardamomum ; le *Cardamôme.*
3. Amomum Grana Paradisi ; autre espèce de
   Cardamôme, appelée *Maniguette, Malaguette,*
   Graines de Paradis.
4. Costus arabicus ; le *Costus d'Arabie.*
5. Maranta galanga; le *Galanga.*

6. Curcuma longa ; le *Curcuma*.

7. Kæmpferia rotunda ; la *Zédoaire ronde*.

8. Salicornia herbacea ; le *Salicot*. Il donne par la combustion l'alcali minéral connu sous le nom de *soude*.

II. DIANDRIE.

A fleurs hermaphrodites avec deux étamines.

9. Jasminum officinale ; le *Jasmin*. Les fleurs de cette plante donnent un parfum connu sous le nom d'*huile de jasmin*.

10. Olea Europæa ; l'*Olivier*. Les fruits de cette plante connus sous le nom d'*olives*, donnent par expression l'*huile*.

11. Veronica officinalis ; la *Véronique mâle*, ou *thé d'Europe*.

12. Veronica Beccabunga ; le *Beccabunga à feuilles rondes*, ou *cresson de fontaine*.

13. Veronica Chamædrys ; la *Véronique à feuilles de Germandrée*.

14. Gratiola officinalis ; la *Gratiole*, ou *herbe au pauvre homme*.

15. Verbena officinalis ; la *Verveine*.

16. Rosmarinus officinalis. Flores Anthos. Le *Romarin*.

17. Salvia officinalis ; la *grande Sauge* (1).

---

(1) Il y a deux autres sauges qui ne sont que des variétés : la *petite sauge*, ou *sauge franche*, ou *sauge de Pro-*

18. Salvia Sclarea. Folia hormini sativi ; l'*Orvale*, ou la *toute bonne*.

19. Piper nigrum ; le *Poivre*.

20. Piper longum ; le *Poivre long*.

III. TRIANDRIE.

A fleurs hermaphrodites avec trois étamines.

21. Valeriana officinalis. Radix Valerianæ minoris; la *Valériane sauvage*. On emploie communément les racines.

22. Valeriana Phu; la *grande Valériane*. On en mange les feuilles au printems; la racine est connue sous le nom de *Radix Valerianæ majoris officinalis*.

23. Valeriana celtica. Spica celtica. Nardus celtica; le *Spica Nard*.

24. Tamarindus indica ; le *Tamarin*.

25. Crocus sativus. Les stigmates du pistil sont ce que nous connoissons sous le nom de *Safran*, et dont on se sert en Médecine.

26. Iris germanica. Radix Ireos nostratis ; l'*Iris* ou *Flambe*. On n'emploie que la racine.

27. Iris florentina ; l'*Iris de Florence*.

28. Iris tuberosa ; les *Hermodactes*.

29. Cyperus longus ; le *Souchet long*.

---

vence , nommée par LINNÉ , *Salvia officinalis. B.* , et la *sauge de Catalogne*, nommée par le même , *Salvia officinalis. B. folio tenuiori*. Leurs propriétés et leurs usages sont les mêmes. NOT. DU TRADUCT.

30. Cyperus rotundus; le *Souchet rond.*
31. Saccharum officinarum; la *Canne à sucre.*
32. Phalaris canariensis ; le *Blé de Canarie.*
33. Panicum miliaceum; le *Millet.*
34. Avena sativa ; l'*Avoine.*
35. Hordeum distichum ; l'*Orge.*
36. Triticum hybernum ; le *Froment.* C'est de cette plante qu'on prépare l'*amidon.*
37. Triticum repens. Radix graminis; le *Chiendent.* On emploie la racine.

IV. TÉTRANDRIE.

A fleurs hermaphrodites avec quatre étamines. Si les deux de ces étamines sont plus courtes que les autres, la plante alors appartient à la quatorzième classe.

38. Scabiosa succisa. Morsus diaboli; la *Scabieuse des bois*, ou *Mors du diable.*
39. Scabiosa arvensis ; la *Scabieuse des prés.*
40. Asperula odorata. Herba matrisylvæ. Herba hepaticæ stellatæ ; l'*Aspérule.*
41. Galium verum. Summitates Galii lutei ; le *Caille-lait jaune.* On emploie les sommités.
42. Galium mollugo. Galium album; le *Caille-lait blanc.*
43. Rubia tinctorum ; la *Garance.*
44. Penœa Sarcocolla. Cette plante est un arbrisseau qui donne par incision la *gomme de Sarcocolle.*

45. Plantago major ; le *grand Plantain* , ou *Plantain à bouquet.*
46. Plantago Psyllium ; l'*Herbe aux puces vivace.*
47. Sanguisorba officinalis. Radix Pimpinellæ italicæ ; la *Pimprenelle.*
48. Trapa natans ; la *Macre.*
49. Dorstenia Contrayerva ; la *Contrayerva.*
50. Alchemilla vulgaris ; le *Pied de lion.*
51. Cuscuta Europæa ; la *Cuscute.*
52. Cuscuta epithymum ; l'*Épithyme.*

V. PENTANDRIE.

Fleurs Hermaphrodites avec cinq étamines.

53. Lithospermum officinale. Milium solis ; le *Grémil*, ou *Herbe aux perles.*
54. Anchusa officinalis. Buglossa ; la *Buglosse ordinaire.*
55. Anchusa tinctoria. Radix Alcannæ spuriæ ; l'*Orcanette.*
56. Cynoglossum officinale ; la *Cynoglosse*, ou *langue de chien.*
57. Pulmonaria officinalis. Herba pulmonariæ maculosæ ; la *Pulmonaire.*
58. Symphytum officinale. Radix consolidæ majoris ; la *grande Consoude.* On emploie la racine.
59. Borrago officinalis ; la *Bourrache.*
60. Primula veris ; la *Prime-vère.*
61. Cyclamen Europæum. Arthanita ; le *Pain de pourceau.*

62

62. Menyanthes trifoliata. Trifolium fibrinum; le *Ménianthe*, ou *trèfle d'eau*.

63. Lysimachia nummularia; la *Nummulaire*, ou *Herbe aux écus*.

64. Anagallis arvensis; le *Mouron*.

65. Spigelia anthelmia. Anthelmia.

66. Spigelia marylandica. Dans la Caroline Septentrionale, où elle croît en abondance, les Anglais l'appellent *Indian Pink*.

67. Ophiorrhiza Mungos. Radix Mungos; le *Mungo*.

68. Plumbago Europæa. Herba dentariæ; la *Dentelaire*, l'*herbe au cancer*, ou *Malherbe*.

69. Convolvulus Scammonia. Le suc tiré de la racine et des feuilles, et desséché, est ce qu'on appelle *Scammonium officinale*. La Scammonée.

70. Convolvulus Mechoacanna. Radix Mechoacannæ; le *Méchoacan*.

71. Convolvulus Jalappæ. Radix Jalappæ; la *racine de Jalap*.

72. Convolvulus Sepium. Herba Convolvuli majoris albi; le *grand Liseron*.

73. Convolvulus Soldanella. Herba Brassicæ marinæ; la *Soldanelle*, ou *Choux marin*.

74. Convolvulus Turpethum. Radix Turpethi; le *Turbith*.

75. Cinchona officinalis. Cortex peruvianus; le *Quinquina*.

D

76. Coffea arabica ; le *Café.*

77. Lonicera Periclymenum. Caprifolium ; le *Chèvre-feuille.*

78. Lonicera Diervilla ; le *Chèvre-feuille d'Acadie.*

79. Verbascum Thapsus, le *Bouillon-blanc mâle,* ou *Molène.*

80. Verbascum nigrum ; le *Bouillon-noir.*

81. Datura Strammonium ; la *Pomme épineuse,* ou l'*endormie.*

82. Hyosciamus albus. La *Jusquiame ordinaire,* ou *blanche.*

83. Hyosciamus niger ; la *Jusquiame, Hanebane,* ou *Potelée.*

84. Nicotiana Tabacum ; la *Nicotiane,* ou le *Tabac.*

85. Atropa Mandragora ; la *Mandragore.*

86. Atropa Belladonna ; la *Belladone.*

87. Physalis Alkekengi ; le *Coqueret,* ou *Alkekengi.*

88. Solanum Dulcamara ; la *Morelle grimpante,* ou *Vigne vierge.*

89. Solanum nigrum ; la *Morelle à fruit noir.*

90. Capsicum annuum ; le *Poivre de Guinée,* ou *Corail des jardins.*

91. Strychnos nux vomica ; la *Noix vomique.*

92. Strychnos colubrina. Lignum Colubrini vulgaris ; le *Bois couleuvré.*

93. Cordia myxa. Les fruits sont connus sous le nom de *Sébestes.*

94. Rhamnus cathartica. Baccæ Spinæ cervinæ ; le *Nerprun.* On emploie les baies.

95. Rhamnus frangula. Cortex frangulæ; La *Bour-gêne.*

96. Rhamnus Ziziphus. Baccæ Jujubæ; le *Jujubier.* On emploie le fruit.

97. Ribes rubrum; le *Groseillier à grappes et à fruit rouge.*

98. Ribes nigrum; le *Groseillier à fruit noir*, ou *Cassis.*

99. Hedera Helix. Hedera arborea; le *Lierre.*

100. Vitis vinifera; la *Vigne.*

101. Vinea minor. Vinea pervinca; la *petite Pervenche.*

102. Nerium antidyssentericum. Cortex profluvii vel conessi. Les Anglais lui donnent le nom de *Tili-cherry-bark. L'écorce de Conessi.*

103. Asclepias Vincetoxicum. Radix hirundinariæ vel Vincetoxici; le *Dompte-venin.*

104. Chenopodium bonus Henricus; le *bon Henri.*

105. Chenopodium rubrum. Herba Atriplicis Sylvestris; la *patte-d'oie* (1).

106. Chenopodium Botrys. Herba Botryos; le *Piment*, ou *Botrys.* On emploie l'herbe.

107. Chenopodium Anthelminthicum; l'*Anserine vermifuge.*

108. Beta vulgaris; la *Poirée*, ou *Bette.*

109. Beta cicla. Beta alba; la *Poirée blanche.*

110. Ulmus campestris; l'*Orme.*

---

(1) Elle n'est d'aucun usage en Médecine. NOT. DU TRAD.

111. Gentiana lutea ; la *grande Gentiane.*

112. Gentiana centaureum. Centaureum minus ; la *petite Centaurée.*

113. Gentiana amarella. Herba Gentianellæ ; la *Gentiane amère.*

114. Eryngium campestre ; le *Chardon Roland,* ou *Panicaut,* ou *Chardon à cent têtes.*

115. Sanicula Europæa ; la *Sanicle.*

116. Bupleurum rotundifolium. Herba perfoliatæ ; la *Perce-feuille,* ou *Oreille de lièvre.*

117. Tordylium officinale. Semina Seseli cretici ; le *Séséli de Crète.* On emploie la semence.

118. Daucus carota ; la *Carotte.*

119. Ammi majus. Semen Ammios vulgaris ; l'*Ammi.* On ne se sert que de sa semence.

120. Conium maculatum ; la *grande Ciguë.*

121. Athamanta cretensis. Semina Dauci cretici. L'*Athamante de Crète.*

122. Athamanta Oreoselinum ; le *Persil de Montagne.*

123. Peucedanum officinale ; le *Fenouil de porc,* ou *Queue de pourceau.*

124. Ferula Assa fœtida ; l'*Assa fœtida.*

125. Laserpitium latifolium. Radix Gentianæ albæ ; la *Gentiane blanche.*

126. Laserpitium Siler. Semen Sileris vel Seseleos montani ; le *Séséli de Montagne.*

127. Heracleum Sphondylium ; la *Berce,* ou *fausse Branc-ursine.* On la confond quelquefois par méprise avec la *Branc-ursine.*

128. Ligusticum Levisticum ; la *Livéche* , ou *Ache de Montagne.*

129. Angelica Archangelica ; l'*Angélique.*

130. Sium Ninsi ; le *Sium Ninsi.*

131. Sison Ammi. Semina Ammios veri. Le *Sison aromatique.*

132. Bubon Macedonicum. Semen Petroceliñi macedonici ; le *Persil de Macédoine.* On se sert de la semence.

133. Bubon Galbanum ; la *Férule.* C'est la plante qui nous fournit la gomme de *Galbanum.*

134. Cuminum Cyminum. ; le *Cumin.*

135. Phellandrium aquaticum ; la *Ciguë d'eau.*

136. Cicuta virosa ; la *Ciguë vireuse.*

137. Æthusa meum. Radix meu athamantici ; Le *Méum.*

138. Coriandrum sativum ; le *Coriandre.*

139. Scandix Cerefolium. Herba Chærefolii. Le *Cerfeuil.* On se sert de l'herbe.

140. Chærophyllum sylvestre. Herba cicutariæ ; le *Cerfeuil sauvage.*

141. Imperatoria Ostruthium ; l'*Impératoire.*

142. Seseli tortuosum. Semen Seseleos Massiliensis ; le *Séséli de Marseille* ou *Fenouil tortu.* On ne se sert que de la semence.

143. Pastinaca sativa ; le *Panais*, ou *Pastinade.*

144. Pastinaca Opopanax. Gummi Opopanacis ; le *Panais élevé.*

145. Anethum graveolens ; l'*Anet.*

D 3

146. Anethum Fœniculum; le *Fenouil commun.*

147. Carum Carvi; le *Carvi*, ou *Cumin des prés.*

148. Pimpinella saxifraga. Pimpinella alba; la *Bouquetine.* La *Pimpinella nigra* n'est qu'une variété de celle-ci (1).

149. Pimpinella Anisum; l'*Anis.*

150. Apium Petroselinum; le *Persil commun.*

151. Apium graveolens; le *Céleri*, ou *Persil des marais.*

152. Rhus coriaria. Sumach; le *Sumac.*

153. Rhus vernix. Resina vernicis; le *Vernis.*

154. Rhus copallinum; la *Résine de Copal.*

155. Sambucus Ebulus; l'*Yèble*, ou *petit Sureau.*

156. Sambucus nigra; le *Sureau.*

157. Tamarix gallica; le *Tamarin de Narbonne.*

158. Parnassia palustris. Hepatica alba; la *fleur du Parnasse.*

159. Statice Limonium; le *Behen rouge.*

160. Linum usitatissimum; le *Lin.* On emploie uniquement la semence.

161. Linum catharticum, le *Lin sauvage.*

162. Drosera rotundifolia. Ros solis. Herba rosellæ; le *Rossolis*, ou *Rosée du soleil.*

---

(1) Ou plutôt c'est la même plante appelée *Bouquetine*, qui dégénère quelquefois en *Bouquetine noire.* NOT. DU TRAD.

VI. HEXANDRIE.

Fleurs hermaphrodites avec six étamines. Lorsque deux de ces étamines sont plus courtes que les autres, la plante appartient à la quin-zième classe.

163. Allium Porrum; le *Porreau.*
164. Allium Victorialis; l'*Ail de Montagne.*
165. Allium sativum; l'*Ail.*
166. Allium Cepa; l'*Oignon.*
167. Lilium candidum; le *Lys.*
168. Scilla maritima; la *Scille.*
169. Asphodelus ramosus; l'*Asphodèle rameux.*
170. Asparagus officinalis; l'*Asperge.*
171. Convallaria majalis; le *Lys des vallées,* ou le *Muguet.*
172. Convallaria polygonatum. Radix sigilli Salomonis; le *Sceau de Salomon.*
173. Aloë perfoliata. Aloë hepatica; l'*Aloès succotrin.*
174. Acorus calamus; le *Jonc odorant.*
175. Bursera gummifera. Cortex Simaroubæ; le *Simarouba.*
176. Berberis vulgaris; l'*Épine-vinette.*
177. Oryza sativa; le *Riz.*
178. Rumex aquaticus. Herba brittanica; la *Parelle,* ou *Patience des marais.*
179. Rumex acutus. Radix Lapathi acuti; la *Patience sauvage.*

D 4

180. Rumex Alpinus. Rhabarbarum monachorum; la *Rhubarbe des moines.*

181. Rumex acetosa; l'*Oseille.*

182. Cholchicum autumnale ; le *Tue-chien*, ou *Colchique.*

183. Petiveria alliacea. Herba Scorodoniæ; l'*Herbe aux poules de Guinée.*

VII. HEPTANDRIE.

Fleurs hermaphrodites à sept étamines.

184. Æsculus Hippocastanum; le *Marronier d'Inde.*

VIII. OCTANDRIE.

Fleurs hermaphrodites à huit étamines.

185. Tropæolum majus. Herba Nasturtii indici ; la *grande Capucine.*

186. Amyris Elemifera. Gummi Elemi ; l'*Élémi.*

187. Amyris Opobalsamum. Cette plante nous fournit le *baume de la Mecque* (qu'on appelle aussi *Baume de Judée*, ou *de Giléad*), le *bois de baume* ou *Xylobalsamum*, et les *baies de baume* ou *Carpobalsamum.*

188. Santalum album; le *Santal blanc* (1).

---

(1) Il y a de plus le *Santal citrin*, et le *Santal rouge*; mais on ne se sert guère plus en médecine d'aucun de ces trois Santals. NOT. DU TRADUCT.

189. Lausonia inermis. Radix Alcannæ (1); l'*Alcanne*.

190. Vaccinium Myrtillus ; l'*Airelle*, ou *Myrtille*.

191. Vaccinium Oxyescos ; le *Coussinet des marais*. On en mange les baies dans le nord, comme antiscorbutiques.

192. Vaccinium Vitis Idæa ; l'*Airelle rouge*.

193. Daphne Mezereum. Cortex Laureolæ ; la *Lauréole femelle*, le *Méseréon* ou *Bois-genti*. Les graines sont ce qu'on appelle *Semina Cocognidii*.

194. Daphne laureola ; la *Lauréole mâle*, ou le *Garou*.

195. Polygonum Bistorta ; la *grande Bistorte*.

196. Polygonum Hydropiper. Herba Persicariæ ; le *Poivre d'eau*, ou *Curage*.

197. Polygonum aviculare ; la *Renouée*, ou *Trainasse*.

198. Polygonum Fagopyrum ; le *Blé noir*, ou *Sarrasin*.

IX. ENNÉANDRIE.

Fleurs hermaphrodites à neuf étamines.

199. Laurus Cinnamomum. L'écorce de cette plante, est ce que nous connoissons sous le nom de *Canelle*. On appelle ses feuilles *folia Malabathri*.

---

(1) C'est le *Cyprus* des anciens. Les Orientaux, et sur-tout les femmes Turques s'en servent aujourd'hui pour se teindre les ongles et les cheveux. NOT. DU TRADUCT.

200. Laurus Cassia. Cassia lignea ; le *Cassia lignea.*

201. Laurus Camphora ; le *Camphre.*

202. Laurus nobilis. Baccæ lauri ; le *Laurier.* On emploie les baies.

203. Laurus Sassafras ; le *Sassafras.*

204. Laurus Culilaban. Cortex Culilaban ; l'É-corce *de Culilaban.*

205. Rheum raponticum ; le *Rhapontic.*

206. Rheum palmatum ; la *Rhubarbe.*

X. DÉCANDRIE.

Fleurs hermaphrodites à dix étamines.

207. Hymenæa Courbaril. Gummi animæ ; la *Gomme Animé.*

208. Cassia Senna. Folia Sennæ ; le *Séné.*

209. Cassia fistula ; la *Casse en batons.*

210. Guilandina Moringa. Cet arbre nous four-nit ce qu'on appelle le *Bois néphrétique* (*lignum nephriticum*) et le *Ben* (*nux Been*).

211. Guajacum officinale. Lignum sanctum. Gum-mi et resina Guajaci ; le *Gaïac* ou *Bois-saint.* On se sert du bois, de l'écorce, de la gomme et de la résine.

212. Anacardium occidentale. Les fruits sont connus sous le nom d'*Anacardes.*

213. Dictamus albus ; le *Dictame blanc*, ou la *Fraxinelle.*

214. Ruta graveolens ; la *Rue.*

215. Tolvifera Balsamum. Balsamus de Tolu ; le *Baume de Tolu.*

216. Hæmatoxylon Campechianum ; le *Bois de Campêche.*

217. Quassia amara ; le *Quassia.*

218. Copaifera officinalis. Balsamus Copaivæ ; le *Baume de Copahu.*

219. Ledum palustre. Herba Rorismarini sylves- tris ; le *Romarin sauvage.*

220. Arbutus uva ursi ; la *Busserole*, ou *raisin d'ours.*

221. Pyrola rotundifolia ; la *Pirole.*

222. Styrax officinale. Gummi Styracis Calamitæ ; le *Storax.*

223. Saxifraga granulata ; la *Saxifrage.*

224. Saponaria officinalis ; la *Saponaire.*

225. Dianthus Caryophyllum. Flores tunicæ ; l'*Œillet.* On n'emploie que les fleurs.

226. Sedum Telephium ; l'*Orpin, Reprise*, ou *Joubarbe des vignes.*

227. Sedum acre. Herba Sedi minoris ; la *Ver- miculaire brûlante.*

228. Oxalis Acetosella ; la *petite Oseille*, ou *Oseille sauvage.*

229. Phytolacca decandra ; le *Raisin d'Amérique.*

XI. DODÉCANDRIE.

Fleurs hermaphrodites, depuis douze jusqu'à dix-neuf étamines.

230. Asarum Europæum ; le *Cabaret*, ou *Oreille d'homme.*

231. Winterania Canella. Cortex Winteranus ;
l'*Écorce de Winter.*

232. Portulacca oleracea ; le *Pourpier.*

233. Agrimonia Eupatoria ; l'*Aigremoine.*

234. Euphorbia officinarum. Gummi Euphorbii ;
l'*Euphorbe.*

235. Euphorbia Lathyrus. Semen Cataputiæ minoris ; l'*Épurge.*

236. Euphorbia palustris. Esula ; la *grande Ésule.*

237. Sempervivum tectorum ; la *grande Joubarbe.*

XII. ICOSANDRIE.

Fleurs hermaphrodites à vingt étamines.

238. Myrtus communis ; le *Myrthe.*

239. Myrtus caryophyllata. L'écorce de cet arbre est connue sous le nom de *Canelle
geroflée* ou *Casse geroflée (Cassia cario-
phyllata).*

240. Myrtus Pimenta. Les fruits encore verts de
cet arbre sont connus sous le nom de
semen Amomi ; l'*Amomum* ou *Poivre de
Jamaïque.*

241. Punica Granatum ; le *Grenadier.* Cet arbre
fournit chez les Apothicaires les *fleurs du
grenadier,* l'*écorce de grenade* et la *semence
de grenade.*

242. Amygdalus communis ; l'*Amandier.* Ses variétés sont les amandes douces et les amandes amères.

243. Prunus Lauro-cerasus ; le *Laurier-cerise.*

244. Prunus Cerasus ; le *Cerisier.*

245. Prunus avium ; le *Merisier* , le *Bigar-*
reau { rouge.
{ blanc.

246. Prunus domestica ; le *Prunier.*

247. Prunus spinosa. Acacia nostras ; le *Prune-*
lier , ou *Prunier sauvage.*

248. Sorbus aucuparia ; le *Sorbier des oiseleurs.*

249. Mespilus germanorum ; le *Nefflier.*

250. Pyrus malus ; le *Pommier.*

251. Pyrus Cydonia ; le *Coignassier.*

252. Spiræa filipendula. Saxifraga rubra ; la *Fi-*
lipendule.

253. Spiræa Ulmaria. Herba Ulmariæ ; la *Reine*
des prés.

254. Rosa centifolia ; le *Rosier de Provins.*

255. Rosa damascena ; *Rose de damas.*

256. Rosa canina. Les fleurs sont connues sous
le nom de *fleurs de rosier sauvage* ; les
fruits sous celui de *fruits d'Églantier* ou de
Cynorrodon. Certains insectes déposent sur
cet arbrisseau une matière spongieuse que
quelques-uns appellent *fungus Bédégar.*
C'est l'*éponge d'Églantier.*

257. Rosa alba ; le *Rosier blanc.*

258. Rubus Idæus ; le *Framboisier.*

259. Rubus arcticus. Baccæ Norlandicæ ; le *Buis-*
son du Nord.

260. Rubus Chamæmorus (1) ; *Murier nain*, ou *Baie de nuage.*

261. Fragaria vesca ; le *Fraisier.*

262. Potentilla anserina ; l'*Argentine.*

263. Potentilla reptans. Pentaphyllum ; la *Quintefeuille.*

264. Tormentilla erecta ; la *Tormentille.*

265. Geum urbanum. Radix Caryophyllatæ ; la *Benoite.*

XIII. POLYANDRIE.

Fleurs hermaphrodites, ayant depuis vingt jusqu'à cent étamines.

266. Capparis spinosa ; le *Caprier.* Les boutons verts de cette plante confits sont ce que nous connoissons sous le nom de *Capres.*

267. Chelidonium majus ; la *Chélidoine*, ou l'*Éclaire.*

268. Papaver Rhœas ; le *Coquelicot*, ou *Pavot rouge.*

269. Papaver somniferum ; le *Pavot des jardins.* Cette plante dans les pays chauds fournit l'*opium.*

270. Cambogia Gutta. Gummi Gutta ; la *Gommegutte.*

271. Nymphæa alba ; le *Nénuphar blanc*, ou *Nymphéa.*

(1) C'est une espèce de *buisson*, dont on mange les fruits confits en Suède. NOT. DU TRADUCT.

272. Bixa Orleana ; le *Roucou*.

273. Tilia Europæa ; le *Tilleul*.

274. Thea bohea . le *Thé*.

275. Caryophyllus aromaticus. Les fruits tendres et à peine formés de cette plante, sont nos *clous de gerofles*. Parvenus à leur maturité, on les appelle *antophylli* ou *mères de gerofles*.

276. Cistus creticus. Gummi Ladani ; le *Ladanum*.

277. Pæonia officinalis ; la *Pivoine*.

278. Delphinium Consolida. Flores Consolidæ regalis ou Calcatrippæ ; le *Pied d'Alouette*.

279. Delphinium Staphisagria ; la *Staphisaigre*, ou *Herbe aux poux*.

280. Aconitum Napellus ; l'*Aconit* ou *Napel*.

281. Aconitum Anthora. Radix Anthoræ; l'*Antithora*.

282. Aquilegia vulgaris ; l'*Ancolie*.

283. Nigella sativa ; la *Nielle*, ou *Toute-épice*.

284. Illicium anisatum ; l'*Anis de la Chine*, ou la *Semence de Badiane*.

285. Uvaria Zeylanica ; l'*Ébène*.

286. Anemone hepatica. Hepatica nobilis ; l'*Hépatique des jardins*.

287. Anemone Pulsatilla; la *Pulsatille*, *Coquelourde*, ou *Herbe au vent*.

288. Anemone nemorosa. Flores ranunculi albi; l'*Anémone des bois*.

289. Ranunculus Ficaria. Chelidonium minus ;
la *petite Chelidoine.*

290. Helleborus niger ; l'*Hellébore noir.*

XIV. DIDYNAMIE.

*Fleurs hermaphrodites à quatre étamines, dont
deux sont plus courtes.*

291. Ajuga pyramidalis. Herba Consolidæ mediæ;
la *Bugle pyramidale.*

292. Teucrium Chamæpithys ; l'*Ivette.*

293. Teucrium polium ; le *Polium à fleur
blanche.*

294. Teucrium montanum ; le *Polium de Montagne.*

295. Teucrium capitatum. On emploie les trois
dernières espèces de *Teucrium* à la place
de *Polium montanum.*

296. Teucrium Creticum. Polium Creticum ; le
Polium de Crète.

297. Teucrium marum. Marum verum ; le
Marum.

298. Teucrium Scordium ; le *Scordium*, ou la
Germandrée aquatique.

299. Teucrium Chamædrys ; la *Germandrée*, ou
petit-Chêne.

300. Satureja hortensis ; la *Sariette.*

301. Satureja capitata. Herba Thymi Cretici ; le
Thym de Crète.

302. Hyssopus officinalis ; l'*Hysope.*

303

303. Nepeta cataria ; l'*Herbe aux chats.*

304. Lavandula spica ; la *Lavande commune.*

305. Lavandula Stœchas. Flores Stœchadis arabicæ ; le *Stéchas.*

306. Mentha sylvestris ; la *Menthe sauvage.*

307. Mentha crispa ; la *Menthe frisée.*

308. Mentha piperita ; la *Menthe poivrée.*

309. Mentha pulegium ; le *Pouliot.*

310. Glecoma hederacæa. Herba hederæ terrestris ; le *Lierre terrestre.*

311. Lamium album ; l'*Archangélique*, ou *Ortie blanche.*

312. Betonica officinalis ; la *Bétoine.*

313. Marrubium vulgare ; le *Marrube blanc.*

314. Leonurus Cardiaca ; l'*Agripaume.*

315. Origanum dictamnus. Folia dictamni cretici ; le *Dictame de Crète.*

316. Origanum Creticum ; l'*Origan de Crète.*

317. Origanum vulgare ; l'*Origan.*

318. Origanum majorana ; la *Marjolaine.*

319. Thymus Serpyllum ; le *Serpolet.*

320. Thymus vulgaris ; le *Thym.*

321. Melissa officinalis ; la *Mélisse*, ou *Citronelle.*

322. Melissa calamintha. Herba calaminthæ montanæ ; le *Calament.*

323. Dracocephalum Canariense. Herba melissæ canariæ ; la *Mélisse de Canarie.*

E

324. Dracocephalum moldavicum. Herba melissæ turcicæ ; la *Moldavique*, ou *Mélisse des Moldaves.*

325. Melittis Melissophyllum ; la *Mélisse des bois.*

326. Ocimum Basilicum ; le *Basilic.*

327. Scutellaria galericulata ; la *Toque.* Dans certains endroits on lui donne le nom d'*herba tertianariæ officinalis.*

328. Prunella vulgaris ; la *Brunelle.*

329. Euphrasia officinalis ; l'*Euphraise.*

330. Pedicularis palustris ; la *Pédiculaire.*

331. Anthirrhinum linaria ; la *Linaire*, ou *Lin sauvage.*

332. Anthirrhinum majus ; le *Mufle de veau.*

333. Scrophularia nodosa. Radix Scrophulariæ ; la *grande Scrophulaire.*

334. Scrophularia aquatica. Folia Betonicæ aquaticæ ; la *Scrophulaire aquatique*, ou *Bétoine d'eau*, ou *Herbe du siége.*

335. Digitalis purpurea; la *Digitale.*

336. Linnæa borealis; la *Nummulaire de Norvège.*

337. Sesamum Orientale ; le *Sésame.* La semence donne l'*huile de sésame*, à la place de laquelle on prend ordinairement l'huile de *Cameline* (*Myagrum sativum*).

338. Vitex agnus castus ; l'*Agnus castus.*

339. Avicennia tomentosa. Fructus Anacardii orientalis ; l'*Anacarde de l'Orient.*

340. Acanthus mollis. Herba brancæ ursinæ ; l'*Acante* ou *Brancursine.*

XV. TETRADYNAMIE.

*Fleurs hermaphrodites à six étamines, dont deux
sont plus courtes opposées l'une à l'autre.*

341. Lepidium sativum. Nasturtium hortense ; le
Cresson alenois, ou *Nasitort.*

342. Thlaspi arvense. Semen Thlaspeos ; le
Thlaspi à larges siliques.

343. Thlaspi bursa pastoris ; le *Tabouret*, ou
Bourse à pasteur.

344. Cochlearia officinalis ; le *Cochléaria*, ou
l'*Herbe aux cuillers.*

345. Cochlearia armoracia ; le *grand Raifort
sauvage.*

346. Cardamine pratensis ; le *Cresson des prés.*

347. Sisymbrium nasturtium ; le *Cresson des fon=
taines.*

348. Sisymbrium Sophia. Sophia chirurgorum ; le
Thalictron des boutiques.

349. Erysimum officinale. Verbena fœmina ; le
Velar, ou *Tortelle.*

350. Erysimum alliaria ; l'*Alliaire.*

351. Erysimum barbarea ; l'*Herbe de S.te Barbe.*

352. Cheiranthus Cheiri. Flores Cheiri ; le *Gi-
roflier*, ou *Violier jaune.*

353. Brassica rapa. Semen raparum ; la *Rave.*

354. Brassica oleracea ; le *Chou.*

355. Brassica napus. Semen Buniadis ; le *Navet.*

356. Brassica Eruca; la *Roquette*.
357. Sinapis nigra; la *Moutarde* ou *Séneve*.
358. Raphanus sativus; le *Raifort*.

XVI. MONADELPHIE.

Fleurs hermaphrodites à plusieurs étamines réu-
nies par leurs filets en un corps.

359. Geranium robertianum; l'*Herbe à Robert*,
ou *Bec de grue à Robert*.
360. Geranium moschatum; le *Bec de grue musqué*.
361. Althea officinalis; la *Guimauve*.
362. Alcea rosea. Malva arborea; la *Mauve*
rose, ou *Passe-rose*.
363. Malva rotundifolia. Malva vulgaris; la *Mauve*.
364. Gossipium herbaceum; le *Cotonnier*. Les semences sont enveloppées de cette espèce
de laine que nous connoissons sous le nom
de *Coton*.
365. Hibiscus Abelmoschus. Semen Abelmoschi;
la *Ketmie d'Égypte*.

XVII. DIADELPHIE.

Fleurs hermaphrodites à plusieurs étamines réu-
nies par leurs filets en deux corps.

366. Fumaria bulbosa. Herba Aristolochiæ faba-
ceæ; la *Fumeterre bulbeuse*.
367. Fumaria officinalis; la *Fumeterre*.
368. Polygala vulgaris; le *Polygala*.

369. Polygala amara ; le *Polygala amer*.

370. Polygala Senega. Radix Senegæ ; le *Polygala de Virginie*.

371. Pterocarpus Draco. Gummi sanguinis draconis ; le *Sang-dragon*.

372. Spartium scoparium ; le *Genêt à balais*. On l'emploie quelquefois à la place du *genista*.

373. Genista Canariensis. On prétend que ce que nous appellons *lignum Rhodium* n'est que la racine de cet arbre ; le *Bois de roses*.

374. Genista tinctoria ; le *Genêt des teinturiers*.

375. Ononis arvensis. Radix restæ bovis ; l'*Arrête-bœuf*.

376. Lupinus albus ; le *Lupin*.

377. Phaseolus vulgaris ; le *Haricot*.

378. Dolichos pruriens. Setæ siliquæ hirsutæ ; le *Dolic à poils cuisans*.

379. Pisum sativum ; le *Pois*.

380. Vicia Faba ; la *Fève de marais*.

381. Ervum Lens ; la *Lentille*.

382. Ervum Ervilia. Semen Orobi ; l'*Ers*, ou les *Ers*.

383. Cicer arietinum ; le *Pois chiche*.

384. Glycyrrhiza glabra. Liquiritia ; la *Réglisse ordinaire*.

385. Glycyrrhiza echinata ; la *Réglisse de Dioscoride*.

386. Indigofera tinctoria. Le sédiment du suc exprimé de cette plante, est ce qu'on appelle l'*Indigo*. E 3

387. Galega officinalis ; le *Galéga* , ou la *Rue de chèvre.*

388. Astragalus Tragacantha ; la *Barbe de renard.* Cette plante donne la *Gomme adragant.*

389. Trifolium melilotus ; le *Mélilot.* (1).

390. Trifolium repens. Trifolium album ; le *Trèfle blanc rampant.*

391. Trigonella. Fœnum græcum ; le *Fenu-grec.*

XVIII. POLYADELPHIE.

Fleurs hermaphrodites ; plusieurs étamines réunies par leurs filets en trois ou plusieurs corps.

392. Theobroma cacao ; le *Cacao.*

393. Citrus Medica ; le *Citronnier.* Le *Limonier* n'en est qu'une dégénération.

394. Citrus Aurantium. Flores Naphæ. Cortex, folia et fructus aurantiorum ; l'*Oranger.* On emploie les fleurs , les feuilles, le fruit et l'écorce du fruit.

395. Melaleuca Leucadendra. Elle donne l'*huile de Cajeput.*

396. Hypericum perforatum ; le *Mille-pertuis.*

---

(1) Il y a le *Trifolium Melilotus officinalis* , qui est le *Mélilot* ; et le *Trifolium Melilotus cærulea*, autre espèce de *Mélilot* , qu'on connoît plus particulièrement sous le nom de *lotier odorant.* NOT. DU TRADUCT.

XIX. Syngénésie.

Fleurs hermaphrodites ; plusieurs étamines réunies en forme de Cylindre , par les anthères ou sommets , rarement par les filets.

397. Tragopogon pratense. Radix barbæ hirci ; le *Salsifix des prés* , ou *Barbe de bouc.*

398. Scorzonera humilis ; la *Scorsonère.*

399. Sonchus oleraceus ; le *Laitron.* On s'en sert quelquefois à la place du *Pissenlit.*

400. Lactuca sativa ; la *Laitue.*

401. Leontodon Taraxacum. Dens leonis ; le *Pissenlit*, ou *Dent de lion.*

402. Hieracium pilosella. Herba auriculæ muris; la *Piloselle* , ou *Oreille de Souris.*

403. Cichorium Intybus ; la *Chicorée sauvage.*

404. Cichorium Endivia ; l'*Endive* ou *Scariole* , ou *Chicorée des jardins.*

405. Arctium Lappa. Radix Bardanæ ; la *Bardane.*

406. Carduus marianus. Carduus mariæ ; le *Chardon marie.*

407. Onopordium Acanthium. Dans quelques endroits on ne le connoît que sous le nom de *Carduus tomentosus officinalis* ; le *Pet d'âne* , ou *Épine blanche.*

408. Carlina acaulis. Radix cardopatiæ ; la *Carline* , ou *Caméléon blanc.*

409. Carthamus tinctorius ; le *Carthame* , ou *Safran bâtard*.

410. Spilanthus Aconella ; le *Chrysanthéme* de *Ceylan*.

411. Eupatorium cannabinum ; l'*Eupatoire*.

412. Santolina Chamæ-cyparissus. Herba abrotani fœminæ ; la *Garderobe* , ou *Aurone femelle*.

413. Tanacetum vulgare ; la *Tanaisie*.

414. Tanacetum Balsamita ; la *Menthe-coq*.

415. Artemisia Abrotanum ; l'*Aurone mâle*.

416. Artemisia Dracunculus ; l'*Estragon*.

417. Artemisia judaïca. Semen Cynæ , Santonici ; le *Semen contra* , ou *poudre à vers*.

418. Artemisia pontica. Absynthium ponticum ; la *petite Absinthe*.

419. Artemisia maritima ; l'*Absinthe de mer*.

420. Artemisia rupestris. Herba Genipi albi ; le *Génipi blanc*.

421. Artemisia Absynthium ; la *grande Absinthe*.

422. Artemisia vulgaris. Moxa ; l'*Armoise*. On en fait le *moxa*.

423. Gnaphalium arenarium. Flores Stœchadis citrinæ ; l'*Immortelle jaune*.

424. Gnaphalium dioïcum. Flores pedis cati ; le *Pied de chat*.

425. Tussilago Farfara ; le *Tussilage* , ou *Pied d'âne*.

426. Tussilago Petasites ; le *Pétasite* , ou *Herbe aux teigneux*.

427. Senecio vulgaris ; le *Seneçon.*

428. Erigeron acre. Herba conizæ cœruleæ ; la *Conyse*, ou *Herbe aux puces.*

429. Solidago virga aurea ; la *Verge d'or.*

430. Inula Helenium. Radix Enulæ ; l'*Énule Campane*, ou l'*Aunée.*

431. Inula dysenterica. Arnica Schwedensis ; la *Conyse des prés.*

432. Arnica montana. Arnica plavensis ; la *Bétoine de Montagne.*

433. Doronicum Pardalianches ; le *Doronic.*

434. Bellis perennis ; la *Paquerette.*

435. Chrysanthemum Leucanthemum. Herba Bellidis pratensis ; la *grande Marguerite*, ou la *Paquette.*

436. Matricaria Parthenium ; la *Matricaire.*

437. Matricaria Chamomilla ; la *Camomille commune.*

438. Anthemis nobilis. Chamomilla romana ; la *Camomille romaine*, ou *des boutiques.*

439. Anthemis Cotula ; la *Camomille puante.*

440. Anthemis Pyrethrum. Radix Pyrethri ; le *Pyrèthre.*

441. Achillæa ageratum. Eupatorium Mesue ; l'*Eupatoire de Mésué.*

442. Achillæa ptarmica ; l'*Herbe à éternuer.*

443. Achillæa millefolium ; la *Mille-feuille.* Il croît sur les Alpes une espèce d'Achillæa, qui est le véritable *Génipi.*

444. Centaurea Cyanus ; le *Bluet* , *Aubifoin* , ou *Casse-lunette*.

445. Centaurea Behen. Radix Behen albi ; le *Béhen blanc*.

446. Centaurea benedicta. Carduus benedictus ; le *Chardon béni*.

447. Centaurea Calcitrapa ; le *Chardon étoilé* , ou *Chausse-trape*.

448. Calendula officinalis ; le *Souci*.

449. Lobelia Siphylitica ; la *Lobélie antivéné-rienne* , ou la *Cardinale bleue*.

450. Viola odorata ; la *Violette*.

451. Viola Ipecacuanha ; l'*Ipécacuanha*.

XX. GYNANDRIE.

Fleurs hermaphrodites ; plusieurs étamines réunies et attachées au pistil , sans adhérer au réceptacle.

452. Orchis bifolia. Radix Satyrii ; l'*Orchis blanc*.

453. Orchis morio. Radix Salep ; le *Salep*.

454. Epidendron Vanilla ; la *Vanille*.

455. Aristolochia Serpentaria. Radix Serpentariæ Virginianæ ; la *Serpentaire de Virginie*.

456. Aristolochia rotunda ; l'*Aristoloche ronde*.

457. Aristolochia longa ; l'*Aristoloche longue*.

458. Aristolochia Clematitis ; l'*Aristoloche Clé-matite*.

459. Aristolochia trilobata ; autre espèce d'*Aris-toloche*, dont on se sert en Amérique.

460. Aristolochia Anguicida; autre espèce d'*Aristoloche*, à laquelle on attribue la vertu de stupéfier les serpens.

461. Cytinus Hypocistis. Succus Hypocistidis; l'*Hypociste*.

462. Arum maculatum; le *Pied de veau*.

XXI. MONŒCIE.

Fleurs mâles et femelles séparées sur un même individu.

463. Cynomorium Coccineum. Fungus melitensis; le *Champignon de Malte*.

464. Phyllanthus Emblica. Fructus Myrobalani Emblicæ; les *Myrobolans d'Emblégi*.

465. Betula alba; le *Bouleau*.

466. Betula Alnus; l'*Aune*, *Verne*, ou *Vergne*.

467. Buxus semper virens; le *Buis*.

468. Urtica pilulifera. Semen Urticæ romanæ; l'*Ortie Romaine*.

469. Urtica dioïca. Radix Urticæ majoris; la *grande Ortie*.

470. Morus nigra; le *Murier noir*.

471. Xanthium Strumarium; le *Glouteron*.

472. Poterium Sanguisorba. Pimpinella italica; la *petite Pimprenelle*.

473. Quercus suber. C'est son écorce qui donne le *liége*.

474. Quercus robur. Glandes. Gallæ turcicæ ; le *Chêne blanc*. Les fruits sont connus sous le nom de *Glands*. Les noix de galle sont des excroissances qui viennent sur les feuilles du chêne, lorsqu'elles ont été piquées par l'insecte appelé *Cynips nigra*.

475. Juglans regia ; le *Noyer*.

476. Fagus castanea ; le *Chataigner*.

477. Fagus sylvatica ; le *Hêtre*.

478. Corylus avellana ; le *Noisetier*.

479. Liquidambar Styraciflua. Storax liquida ; le *Storax liquide*.

480. Pinus sylvestris ; le *Pin sauvage*. Cet arbre donne de la poix et de la résine. Une de ses variétés s'appelle *Pin de montagne* (Pinus Mugo). Il croît en abondance en Hongrie. Chez nous on l'appelle *Krummholzbaum* ; et l'huile qu'il donne, semblable à l'huile de térébenthine, est connue sous le nom d'*oleum templinum*.

481. Pinus pinea ; le *Pin*.

482. Pinus Cembra. Cet arbre donne une huile approchante de celle des baies de genevrier, et qu'on connoît sous le nom de *balsamum carpathicum*.

483. Pinus larix ; le *Mélèze*. Cet arbre donne la *térébenthine de Venise*, l'huile de térében-thine, et la *poix de Bourgogne* (Pix bur-gundica).

484. Pinus picea. Terebinthina communis ; le *Sapin*. Il donne la *Térébenthine commune.*

485. Pinus abies. Resina abietis. Colophonium ; la *Pesse*, *Pèce*, *Picea*, ou *faux Sapin.* Il donne la résine connue sous le nom de *Colophane.*

486. Thuja occidentalis. Arbor vitæ ; l'*Arbre de vie.*

487. Cupressus semper virens. Nuces Cupressi ; le *Cyprès.*

488. Croton Benzoe. Gummi Benzoes. Il donne la Gomme-résine connue sous le nom de *Benjoin.*

489. Croton Cascarilla. Cortex Cascarillæ ; la *Cascarille.*

490. Croton tinctorium ; le *Tournesol*, ou *fausse Morelle.*

491. Croton Tiglium. Grana Tiglii. Lignum Moluccanum ; espèce de *Ricin.*

492. Croton lacciferum. Gummi laccæ in granis. La *Gomme-laque* est tirée de cet arbre.

493. Jatropha Curcas. Semen Ricini majoris ; autre espèce de *Ricin.*

494. Jatropha Manihot. On fait de sa racine le *Sagou des Moluques*, ou la *Cassave.*

495. Ricinus communis. Semen Ricini vulgaris, vel Cataputiæ majoris. Oleum Ricini, vel de Palmâ Christi ; le *Ricin*, ou *Palma-Christi.*

496. Momordica Elaterium. Radix cucumeris asi-
nini. Extractum Elaterii ; le *Concombre
sauvage.*

497. Cucurbita Pepo ; la *Citrouille*, ou la *Courge.*

498. Cucurbita lagenaria ; la *Calebasse*, ou *Courge
de Pélerin.*

499. Cucurbita Citrullus ; le *Melon d'eau*, ou
Pastéque.

500. Cucumis Colocynthis ; la *Coloquinte ordinaire.*

501. Cucumis Melo ; le *Melon.*

502. Cucumis sativus ; le *Concombre.*

503. Bryonia alba. La *Brioine*, ou *Couleuvrée*,
ou *Vigne blanche.*

XXII. DIŒCIE.

*Fleurs mâles et femelles séparées, sur différens
individus.*

504. Salix alba ; le *Saule blanc*, *mâle* ou *femelle.*

505. Viscum album ; le *Gui de chêne.*

506. Myrica Gale. Folia Myrti brabantici ; le
Tamarisc de Brabant.

507. Pistacia vera ; le *Pistachier.*

508. Pistacia Terebinthus ; le *Térébinthe.*

509. Pistacia Lentiscus. Gummi Mastichis ; le
Lentisque qui donne le *mastic.*

510. Spinacia oleracea ; l'*Épinard.*

511. Cannabis sativa ; le *Chanvre*.

512. Humulus lupulus ; le *Houblon*.

513. Smilax Sassaparilla ; la *Salsepareille*.

514. Smilax China. Radix Chinæ ; la *Squine*.

515. Populus nigra ; le *Peuplier noir*. Les yeux de cet arbre sont ce qu'on appelle les *boutons de peuplier*.

516. Populus balsamifera. Gummi Tacamahacæ; le *Tacamahaca*.

517. Rhodiola rosea ; l'*Orpin rose*.

518. Mercurialis annua ; la *Mercuriale mâle ou femelle*.

519. Menispermum Cocculus. Fructus Cocculi indici ; la *Coque de Levant*.

520. Juniperus communis. Baccæ et lignum juniperi. Gummi Sandaracæ ; le *Genevrier*. On emploie ses baies, son bois et sa gomme connue sous le nom de *Sandaraque*.

521. Juniperus lycia. Gummi olibani ; le *Cèdre de Lycie*.

522. Juniperus Sabina ; la *Sabine*.

523. Cissampelos Pareira. Radix Pareiræ bravæ ; la *Pareira brava*.

524. Ruscus aculeatus. Radix Brusci ; le *Houx frêlon*, *petit houx*, ou *Buis piquant*.

525. Ruscus Hypoglossum. Herba uvulariæ ; le *Laurier Alexandrin*.

XXIII. POLYGAMIE.

*Fleurs mâles et femelles sur un ou sur plusieurs
individus, qui portent aussi des fleurs hermaphrodites.*

526. Ophioxylon serpentinum. Lignum serpentini;
le *Bois de serpent.*

527. Andropogon Schœnanthus ; le *Schœnanthe.*

528. Andropogon Nardus. Spica Nardi ; le *Spica-
Nard* (1).

529. Veratrum album. Radix Hellebori albi;
l'*Hellébore blanc.*

530. Parietaria officinalis ; la *Pariétaire.*

531. Atriplex hortensis ; l'*Arroche*, ou *bonne-
dame.*

532. Mimosa nilotica. Succus Acaciæ veræ.
Gummi Arabicum; la véritable *Acacie* qui
donne la *gomme Arabique.*

533. Mimosa Senegal. Gummi Senegal; autre
Acacie qui donne la *gomme de Sénégal.*

---

(1) POMET, Histoire générale des drogues, in fol., page
187, distingue trois espèces de *Nard*, dont il représente les
figures. La première que nous rapportons au N°. 23, savoir
Valeriana celtica, *Spica celtica*, *Nardus celtica*, est par lui
appelée *Nard celtique.* La seconde espèce se rapportant au
N°. 528, *Andropogon Nardus*, doit être distinguée par le
nom de *Nard indique*, qu'il sous-divise en grand et petit
Nard. Enfin il admet une troisième espèce bien distinguée,
suivant lui, des deux autres, qu'on trouve principalement
dans le Dauphiné, qu'il appelle *Nard de montagne.* NOT.
DU TRADUCT.

534. Mimosa Cate. Son suc épaissi est ce qu'on appelle le *Cachou*.

535. Fraxinus excelsior ; le *Frêne*.

536. Fraxinus Ornus ; le *Frêne à fleur*. C'est l'arbre qui fournit la *manne*.

537. Panax quinquefolium ; le *Ginseng* (1).

538. Ceratonia Siliqua. Siliqua dulcis ; le *Carou-bier*, ou *Carouge*.

539. Ficus Carica ; le *Figuier*.

XIV. CRYPTOGAMIE.

Cette classe comprend les plantes , dont on ne peut distinguer à l'œil les fleurs que très-diffi-cilement.

540. Equisetum arvense ; la *Queue de cheval*.

541. Asplenium Scolopendrium. Lingua cervina ; la *Scolopendre*, ou *Langue de cerf*.

542. Asplenium Ceterach. Herba Ceterachiæ ; le *Cétérach*.

543. Asplenium Ruta muraria ; la *Sauve-vie*.

544. Polypodium vulgare ; le *Polypode*.

545. Polypodium Filix. Radix Filicis ; la *Fougère*.

546. Adianthum Capillus Veneris ; le *Capillaire de Montpellier*.

547. Lycopodium clavatum ; le *Lycopode à massue*.

---

(1) Le *Sium Ninsi* et le *Panax quinquefolium* sont deux plantes que l'on confond même en Chine , et qui fournissent toutes les deux la fameuse racine de *Ginseng*. NOT. DU TRA.

F

548. Polytrichum commune. Herba Adianti aurei;
le *Polytric*, ou *Perce-mousse*.

549. Lichen pulmonarius. Herba pulmonariæ arboreæ; la *Pulmonaire de chéne*.

550. Lichen caninus; la *Mousse contre la rage* (1).

551. Lichen cocciferus. Muscus pyxidatus. Flores flammulæ; *autre espèce de mousse*.

552. Boletus Pini laricis. Agaricus optimus; l'*Agaric*.

553. Peziza Auricula. Auriculæ Judæ; l'*Oreille de Judas*.

554. Lycoperdon Tuber. Boletus cervinus; la *Truffe*.

555. Lycoperdon Bovista. Crepitus Lupi; la *Vesse de loup*.

XXV. PALMIERS.

Plantes dont les caractères essentiels ne sont pas encore suffisamment déterminés.

556. Cycas circinalis. C'est de la moëlle de cet arbre qu'on prépare le *Sagou*.

557. Phœnix dactylifera; le *Dattier*.

---

(1) La poudre de cette mousse mêlée avec deux parties de poivre, est ce qu'on appelle en Angleterre *poudre contre la rage* (*pulvis antilyssus*), et que MÉAD a beaucoup recommandée contre l'hydrophobie. NOT. DU TRADUCT.

DE LA ZOOLOGIE

OU

HISTOIRE DES ANIMAUX.

LA *Zoologie* ou l'*histoire des animaux* nous apprend la structure des différens animaux.

Sous le nom de *Zoologie* on entend aussi souvent la doctrine concernant les facultés et fonctions des animaux.

Quoique ce nom et celui d'*Histoire des animaux* soient dans un certain sens des synonymes, il seroit cependant plus exact, de même que nous distinguons l'*histoire naturelle*, de la *physique*, de faire aussi une distinction entre l'*Histoire des animaux et la Zoologie*. Nous entendons par la première, la doctrine de la structure des animaux, et par la seconde, celle de leurs fonctions.

Les parties organiques simples qui entrent dans la composition du corps animal, sont des filets minces qu'on appelle *Fibres*, et qu'on divise en quatre espèces différentes.

La première comprend les fibres les plus simples, connues sous le nom de *fibres cellulaires*. Elles forment des filamens longs et larges, mous et spongieux, qui s'anastomosent entre eux, et qui entrent les uns dans les autres.

La seconde est celle des *fibres osseuses*, également longues, larges, mais plus dures, qui s'anastomosent de même, et qui sont liées entre elles par un gluten particulier.

On appelle la troisième espèce des fibres élé-.mentaires du corps animal, *fibres musculeuses.* Elles consistent dans des fils particuliers, qui ne s'anastomosent point, mais qui sont unies les unes avec les autres dans toute leur longueur par le tissu cellulaire et par le gluten animal.

La quatrième espèce enfin comprend les *fibres nerveuses,* qui ressemblent, quant à leur structure extérieure, aux fibres musculeuses, mais qui sont d'une différente nature.

C'est dans les fibres nerveuses et musculeuses que réside principalement la force animale; et ce sont elles qui fournissent le caractère distinctif de la structure du corps animal.

Le *gluten* ou *mucus* appartient encore aux parties constituantes de ce corps. Il lie les fibres entre elles, mais il semble d'ailleurs ne point avoir aucune structure particulière.

Ces élémens forment par leurs différentes com-binaisons les parties organiques suivantes : le *tissu cellulaire,* les *os,* les *cartilages,* les *ligamens,* la *chair* ou les *muscles,* les *nerfs,* les *vaisseaux,* les *glandes* et les *viscères.*

Le *tissu cellulaire* s'introduit dans toutes les autres parties du corps, et les pénètre toutes, les unit les unes avec les autres, et ne s'arrête que dans les endroits où les parties ont leurs propres membranes. Il contient aussi la graisse.

Les *os* forment les supports ou la charpente par laquelle toute la structure du corps se soutient chez les grands ou vieux animaux ; comme les *cartilages* remplissent la même fonction chez les petits animaux, ou ceux qui sont dans leur première jeunesse. Les cartilages ne diffèrent des os que par leur plus grande flexibilité, que les *ligamens* possèdent dans un plus haut degré encore.

Les *muscles* font la plus grande partie de la substance du corps. Ils sont formés par la réunion de plusieurs fibres musculeuses, qui se terminent par un tendon qui les attache aux os.

Les *nerfs* ont leur origine dans le cerveau et dans la moëlle épinière. Ils se répandent dans tout le corps, et donnent à chaque partie la vie animale.

Les *vaisseaux* sont des espèces de tuyaux. Il y en a de trois espèces.

Les uns ne sont composés que du tissu cellulaire, devenu plus ferme et plus épais ; ils s'affaissent quand ils sont vîdes, et sont dans leur intérieur garnis de valvules. On les appelle *veines*.

Il entre dans la composition des autres, outre le tissu cellulaire, des fibres musculeuses. Ils sont plus épais, ils ne s'affaissent point, mais ils conservent, moyennant leur élasticité, leurs orifices

F 3

ouverts après qu'ils ont été évacués, et n'ont point de valvules. Ils sont connus sous le nom d'*artères*. Il n'y a qu'un seul vaisseau qui réunisse les propriétés des veines et des artères (*).

Le point de réunion où aboutissent tous ces vaisseaux, est ce corps musculeux qu'on appelle *Cœur*.

Les *vaisseaux lymphatiques* forment la troisième espèce. Ils sont également pourvus de valvules. Ils partent de toutes les cavités et de toutes les surfaces du corps, et se terminent au *canal Thoracique*, qui se décharge à son tour dans une des grosses veines.

Les *glandes* sont un assemblage d'artères, de veines et de nerfs, entrelacés et réunis ensemble par le tissu cellulaire. Il entre aussi quelquefois des vaisseaux lymphatiques dans leur composition. La plûpart d'elles se terminent par un conduit excréteur, qui part ou de la substance même de la glande, ou des vaisseaux lymphatiques.

On donne le nom de *viscères* à ces parties du corps animal, qui sont renfermées dans quelque cavité. Ils sont composés de tissu cellulaire, de fibres musculeuses, de nerfs et de vaisseaux.

Toutes ces parties du corps ne sont pas également visibles dans toute espèce d'animaux, quoiqu'elles paroissent avec beaucoup de vraisem-

_____

(*) La veine porte.

blance être communes à tous dans une forme plus ou moins éloignée de la perfection.

C'est de la différente proportion des parties qui constituent le gluten animal, que résultent les différentes humeurs qu'on observe principalement chez les gros animaux. Il paroît du moins que ce gluten fait la base de toutes les humeurs, et qu'il leur donne par sa mixture le caractère animal.

On n'a pas été plus heureux dans la division méthodique du règne animal, que dans celle du règne végétal. Ainsi nous sommes obligés encore ici d'avoir recours à un système artificiel. Le plus approchant de la nature paroît être celui qui les divise en *animaux à mammelles, oiseaux, amphibies, poissons, insectes* et *vers*. Linné en a déterminé les espèces (*), et Buffon les a décrites en partie (**).

Les corps intermédiaires qui forment un passage du règne végétal au règne animal, sont connus sous le nom de *Zoophytes*. Leur forme extérieure ressemble à celle des plantes, et leur racine plonge le plus souvent dans les eaux. Mais ils en diffèrent par leur structure interne, qui est fort éloignée de celle des plantes. Il paroît aussi qu'ils ne sont pas divisés en deux sexes (***).

(*) V. Son *Systema Naturæ.*
(**) V. *Son Histoire naturelle.*
(***) Les *Coraux*, par exemple, qui sont d'une substance pierreuse, sont des zoophytes : on leur attribuoit autrefois de grandes vertus médicinales.

F 4

Les animaux qui paroissent avoir le rapport le plus naturel avec les zoophytes, sont les *vers* (1).

Ces animaux ont un cœur qui a un ventricule, et qui renferme un sang blanc. Ils n'ont point de pieds ; quelquefois ils sont seulement pourvus de certains organes mobiles et rétractiles, qu'on appelle *Tentacules*.

Quoique la structure de ces animaux soit la plus simple de toutes, on en distingue cependant trois familles.

Quelques-uns ont un corps cylindrique composé d'une ou de plusieurs parties ou anneaux. On les appelle *Intestins*. Ils méritent quelque attention à cause de l'influence qu'ils peuvent avoir sur le corps humain (*).

Il y en a qui diffèrent des précédens par un plus grand nombre de membres, et qu'on connoît sous le nom de *Mollusques* (**).

Ces mollusques sont quelquefois renfermés dans

---

(1) ARISTOTE en parlant des *coquillages* qui sont de la classe des vers, comme on le verra bientôt, dit qu'ils sont des plantes et des animaux à la fois. *de plantis. L. 1. Cap. 1.* NOT. DU TRADUCT.

(*) Les *ascarides*, les *lombrics* et le *ténia* méritent d'autant plus l'attention du médecin qu'ils ne paroissent point exister hors du corps animal.

(**) A cette famille appartient la *sèche*. L'os de *sèche* employé en médecine est tiré du dos de cet animal.

des boîtes ou coques pierreuses ; et on les appelle pour lors *Coquillages* (*).

La seconde classe des animaux est de même que la première pourvue d'un cœur avec un seul ventricule, et d'un sang blanc ; mais elle en diffère par les antennes que ces animaux portent sur la tête, et qui sont formées de différentes pièces articulées, et par les pieds. On les appelle *Insectes* (**).

La troisième classe comprend les *poissons*. Ils ont un cœur avec un ventricule et une oreillette ; et leur sang est rouge et chaud. Au lieu de poumons ils n'ont que des *ouies* ou *branchies*, et ne peuvent vivre que dans l'eau.

Les poissons ont au lieu d'os, des arêtes qui en raison de leur dureté tiennent le milieu entre ces derniers et les cartilages.

Les branchies leur tiennent lieu de poumons. Elles sont composées de vaisseaux tendres réunis par une membrane (1).

(*) Les *moules* et les *huîtres* appartiennent à cette famille.

(**) Les insectes qu'on connoît particulièrement en médecine, sont les *cantharides*, les *proscarabées* ou *vers de mai* employés contre la rage, le *hermès animal* connu sous le nom de *coccus ilicis*, l'éponge d'églantier ou *bédéguar* (*cynips rosæ*), la *noix de galle*, les *abeilles*, les *fourmis*, les *scorpions*, les *écrevisses* et les *cloportes*.

(1) Elles sont composées de deux lobes, suivant les observations de MONRO, et c'est tout ce qu'elles ont d'analogue au poumon. Leur forme est demi-circulaire. Elles ont

Un viscère particulier aux poissons, c'est la *vessie aërienne* qui communique avec l'estomac par un conduit (1).

L'extérieur des poissons présente des parties destinées à exécuter le mouvement, et qu'on appelle *Nageoires*.

On trouve dans l'abdomen des femelles les *œufs*; et dans celui des mâles la *laite*, qu'on peut comparer aux testicules des autres animaux (2).

Les *amphibies*, ainsi nommés à cause de la faculté qu'ils ont de vivre également sur terre et dans l'eau, forment la quatrième classe des animaux. Ils ont ainsi que les précédens un cœur qui n'a qu'un ventricule et qu'une oreillette ; et leur sang est rouge et froid. Au lieu d'os ils n'ont que des cartilages. Quelques-uns ont outre les

---

un grand nombre de fibrilles rouges qui les bordent de part et d'autre comme des franges, et qui ressemblent beaucoup à des barbes de plume. NOT. DU TRADUCT.

(1) Il y en a cependant qui sont dépourvus de cette vessie qui par sa contraction ou distention aide les poissons à aller vers le fond, ou à monter sur la surface de l'eau. Les poissons plats, par exemple, tels que le *carlet*, la *sole* n'en ont point ; et de là vient qu'ils rampent toujours au fond de l'eau. Parmi ceux qui ont la vessie aërienne, il y en a chez qui la communication de cet organe avec l'estomac n'existe pas, ou du moins n'est point sensible. De ce nombre sont la *morue* et quelques autres. V. l'anatomie comparée de MONRO. NOT. DU TRADUCT.

(2) C'est-à-dire les deux sacs qui contiennent la laite. NOT. DU TRADUCT.

dents, un organe particulier dans la bouche.
C'est un canal attaché à un réservoir rempli d'une
liqueur semblable à l'huile d'amandes (*), laquelle
versée sur une plaie du corps humain produit
des effets mortels (1).

La cinquième classe qui comprend les *oiseaux*
se distingue par les caractères suivans.

Ces animaux ont un cœur à deux cavités,
auxquelles se joignent deux autres qu'on appelle
oreillettes. Elles servent au mouvement d'un sang
rouge et chaud.

Ils ne font point des petits vivans, mais ils
pondent des œufs. On les distingue en général de
tous les autres animaux par le bec, par les plumes et par les ailes composées de ces plumes,
ainsi que par l'attirbut de n'avoir que deux pieds.

Ils ont de véritables os. Leur sternum placé au
milieu, est divisé par une épine élevée ; et leurs
pieds sont garnis de doigts qui sont séparés et
forment des serres, ou qui sont réunis par une
membrane.

Leur thorax n'est point séparé de l'abdomen
par un diaphragme.

Quelques oiseaux ont outre l'estomac ou le

(*) Ce sont les vipères qui distillent ce poison , et dont
la chair a cependant été regardée de tout tems comme très-
nourrissante, et prescrite comme telle aux phthisiques.

(1) Sur 131 espèces de serpens indiquées par LINNÉ , il
y en a 23 de dangereuses suivant ce naturaliste. NOT. DU
TRADUCT.

gésier, ce sac qu'on appelle *jabot*, et qui communique avec l'œsophage et l'estomac (1). Ce dernier est chez cette espèce d'oiseaux composé de muscles très-forts; mais l'estomac de ceux qui n'ont point de jabot, est d'une nature plus membraneuse.

Les testicules des oiseaux sont placés au dedans de l'abdomen à côté de l'épine du dos et au-dessous du foie. Les ovaires dans les femelles occupent la même place, et s'unissent aux parties sexuelles par une espèce de gaine, qui fait la fonction de l'uterus.

Les *animaux à mammelles*, qui font la sixième classe ressemblent aux précédens quant à la structure du cœur et à la nature du sang ; mais ils en diffèrent par l'attribut de faire des petits vivans et de les allaiter.

Ils diffèrent également entre eux d'une manière bien marquée pour la forme extérieure; mais ils se ressemblent presque tous quant à leur structure interne ; et l'on observe chez eux toutes les parties, que nous avons dit plus haut être les parties constituantes de tous les corps animaux.

Les animaux de cette classe qui méritent

---

(1) Il appartient plutôt tout entier à l'œsophage, et ne communique avec le véritable estomac que par la partie inférieure de l'œsophage , et par le *ventricule succenturié* ou l'entonnoir *de Peyer* qui est une continuation de cette partie. NOT. DU TRADUCT.

l'attention du médecin, sont principalement les suivans.

1) *Physeter macrocephalus.* Son cerveau nous fournit le *Sperma ceti* (1).

2) *Balæna Mysticetus* ; Baleine franche, ou vraie Baleine. On employoit autrefois la partie sexuelle du mâle sous le nom de *priapus ceti.*

3) *Monodon Monoceros.* Il fournit ce qu'on appelle *unicornu verum* (2).

4) *Hippopotamus amphibius.* On attribuoit autrefois à ses dents des vertus médicinales (3).

5) *Cervus Elaphus.* Ses bois sont ce que nous appellons en médecine la *corne de cerf.* On trouve quelquefois dans le cerf les gros vaisseaux artériels ossifiés, et on les conserve sous le nom d'*os du cœur du cerf.*

6) *Cervus Alces.* On employoit autrefois son ongle (4).

____

(1) C'est le *blanc de baleine*, qu'on appelle improprement *sperma ceti.* Aujourd'hui on ne l'emploie plus que comme adoucissant ; encore faut-il le prescrire à petite dose, parce qu'il excite des nausées et des vomissemens. L'animal qui le fournit est un cétacée qu'on appelle *Cachalot.* NOT. DU TRAD.

(2) C'est la *Licorne de mer* qu'on appelle *Narhval*, et qui appartient également aux cétacées. On employoit autrefois sa corne (qui n'est que sa dent) contre l'épilepsie. Mais on est depuis long-tems revenu de ces erreurs. NOT. DU TRADUCT.

(3) LINNÉ pensoit que l'Hippopotame est l'animal décrit par JOB sous le nom de *Béhémoth.* Ses dents passoient autrefois pour être également antiépileptiques. NOT. DU TRAD.

(4) Voyez ce que dit VAN-SWIETEN (*comment. in Aphorism. BOERHAAV.* §. 1085 *circa finem*), de l'opinion ab-

7) *Moschus moschiferus*. Le *musc* qu'on tire de cet animal, est contenu dans une poche située vers sa région ombilicale.

8) *Castor*. Les testicules de cet animal nous fournissent le *castoreum* (1).

9) *Viverra Zibetha*. C'est sous le ventre de cet animal qu'on trouve la *civette* renfermée dans une vessie particulière (2).

10) *Trichecus manatus*. L'os pierreux de la tête de cet animal, est connu chez les apothicaires sous le nom de *pierre de vache marine* (*lapis manati*).

11) *Elephas maximus*. Les dents d'Éléphant nous fournissent l'*ivoire*.

Outre ces animaux, le sanglier, le bœuf, le lièvre, le blaireau, l'ours, le chat, le renard et le chien fournissent encore quelques remèdes à la médecine (3).

---

surde qu'on avoit autrefois concernant les vertus antiépileptiques de l'ongle ou corne du pied de l'élan. Not. du Trad.

(1) Ce ne sont point les testicules, mais deux poches situées dans la région inguinale de l'animal mâle et femelle qui contiennent cette substance qu'on appelle *Castoreum*. (V. Vogel materia medica, p. 353, et Blancard *Lexic. Med.* article *Castoreum*). Not. du Traduct.

(2) Cette vessie est située entre les parties génitales et l'anus de l'un et de l'autre sexe. Not. du Traduct.

(3) On peut heureusement se passer de la plûpart de ces remèdes ainsi que de beaucoup d'autres. Notre Auteur ne les rapporte ici, que parce qu'il entre dans son plan de faire connoître au jeune médecin même les erreurs de nos prédé-

L'homme, le principal objet de toutes nos recherches appartient à cette dernière classe d'animaux. Comme la structure de son corps nous intéresse plus que celle de tout le reste des animaux, on a créé de la connoissance de cette structure, une science particulière, connue sous le nom d'*anatomie* proprement et simplement dite; au lieu que la dissection des autres animaux porte le nom d'*anatomie comparée*.

Comme la structure interne est presque la même chez tous les animaux à mammelles, il nous suffit de connoître celle de la principale espèce d'entre eux, pour avoir une idée assez claire de celle de toutes les autres qui composent cette classe.

---

cesseurs. Il faut au praticien sage un très-petit nombre de remèdes, mais une très-grande attention aux mouvemens de la nature, à ceux-mêmes qui paroissent indifférens, pour pouvoir la secourir à propos. NOT. DU TRADUCT.

DE L'ANATOMIE.

L'ANATOMIE est la science de la structure du corps humain.

Cette science est d'autant plus indispensable pour le médecin que tous les phénomènes qu'on observe chez l'homme sont fondés pour la plûpart sur la structure de son corps.

C'est d'après la division naturelle des parties organiques constituantes des animaux, que j'ai exposée plus haut, qu'on a divisé de même l'anatomie en différentes parties (*).

On a donné le nom d'*Ostéologie* à la partie qui enseigne à connoître les os (**).

C'est la partie fondamentale de l'anatomie. La position des autres parties du corps n'étant déterminée que par celle des os, sans une connoissance exacte de la connexion de ces derniers, on ne pourra avoir que des idées vagues sur tout le reste. Cependant l'élève en médecine-pratique, sans s'arrêter aux divisions subtiles de ces anatomistes, scrupuleusement exactes, qui le meneroient trop loin, doit se borner à connoître toute la charpente osseuse, et ceux de ses

---

(*) V. WINSLOW, *Exposition anatomique du corps humain* ; LIEUTAUD, *Anatomie* ; et MAYER, *Description du corps humain*, en Allemand.

(**) V. L'*Ostéologie* du Professeur WALTER.

points

points qui contribuent à une connexion réciproque des différentes parties.

La partie qui traite des muscles s'appelle *Myo-logie*.

L'élève ne peut non plus se passer de cette
connoissance, par la raison que la situation des
nerfs et des vaisseaux est le plus souvent déterminée d'après celle des muscles. Elle est sur-tout
extrêmement necessaire pour la chirurgie, qui est
une partie essentielle de la médecine. Les muscles sont attachés aux os par leurs tendons : et il
suit de ce que j'ai déjà dit plus haut au sujet
des divisions trop exactes des os, que le médecin destiné à la pratique doit s'occuper moins du
détail de toutes ces adhésions des muscles, que
de leur position générale et de la direction de leurs
fibres (*); attendu que cette dernière connoissance le met à même de déterminer avec plus
de précision la position des nerfs et des vaisseaux.
Le professeur doit diriger l'élève qui n'étudie point
cette science pour être anatomiste de profession,
de manière à le familiariser principalement avec
les objets qui répondent le mieux au but qu'il
se propose (**).

On donne le nom de *Splanchnologie* à cette
partie de l'anatomie qui traite des viscères.

(*) Dans les amputations, par exemple, il s'agit plus de
savoir la direction des fibres, que l'adhésion des tendons.

(**) V. le manuel myologique du Professeur WALTER,
en Allemand.

G

C'est la partie la plus importante pour le médecin-praticien. Aussi doit-il tâcher d'en acquérir autant qu'il est possible une parfaite connoissance. C'est dans les viscères qu'il faut chercher le siége de la plûpart des maladies ; et il doit par conséquent connoître à fond leur influence naturelle sur l'économie animale , afin qu'il puisse juger des effets qu'un état contre nature de ces viscères peut produire. Cette connoissance suppose déjà celle de leur structure. Ainsi je recommande l'étude de la Splanchnologie presque sans aucune limite (*).

La connoissance du système vasculaire fait l'objet de l'*Angiologie* (**).

La connoissance des viscères sans celle des vaisseaux seroit très-imparfaite. Elles sont toutes deux jusqu'à un certain point inséparables; mais sans aucun égard pour la splanchnologie, le médecin ne sauroit se passer de la connoissance des vaisseaux , d'autant plus que les lésions de ces derniers peuvent entraîner des suites très-graves. Ceci ne doit cependant s'entendre que des

---

(*) Je pourrois cependant dispenser l'élève , sur la mémoire duquel toute la nature a des droits , de la prolixe et à mon avis inutile description du cerveau. Nous ne pouvons dire autre chose de ce viscère , si ce n'est qu'il est composé d'une substance médullaire environnée d'une autre substance vasculaire ; qu'il donne origine à la plûpart des nerfs , et qu'il est la cause du sentiment et du mouvement.

(**) V. *la description des vaisseaux sanguins du corps humain de* MAYER , en *Allemand.*

troncs et des gros rameaux des vaisseaux. Les noms et les différentes directions des vaisseaux, dont la lésion n'est que très-peu ou point préjudiciable, occuperoient dans la mémoire de l'élève un espace qu'il pourroit remplir par des notions plus importantes pour lui.

La partie de l'anatomie qui traite des nerfs, s'appelle *Névrologie*.

Ce que je viens de dire de l'importance de l'angiologie, doit également s'appliquer à la névrologie. Mais une autre raison particulière pour laquelle le médecin doit connoître la connexion et la distribution des différens rameaux des nerfs, c'est la propriété de ces organes connue sous le nom de *Sympathie*, et en vertu de laquelle un nerf irrité dans quelque partie du corps, excite la douleur dans une autre partie que celle où l'irritation a eu lieu (*). On voit par là combien il est nécessaire de pouvoir distinguer cette correspondance des nerfs. Il est vrai que la pathologie nous fournit d'autres signes qui nous aident à distinguer des espèces de maladies; mais il y a cependant des cas, où ces signes disparoissent, et où il n'y a que les connoissances anatomiques seules qui puissent répandre du jour sur un objet enveloppé de ténèbres.

_____

(*) C'est ainsi, par exemple, qu'une acrimonie dans l'estomac occasionne des maux de tête, et qu'une blessure des doigts produit quelquefois une convulsion des muscles du visage.

La partie qui traite des glandes, est connue
sous le nom d'*Adénologie*.

La grande influence que les glandes exercent
sur les mouvemens du corps humain, rend leur
connoissance aussi importante que celle des viscères.

Il n'en est pas de même de cette partie de
l'anatomie qui traite des ligamens, et qu'on désigne par le nom de *Syndesmologie*. Elle est
beaucoup plus nécessaire au chirurgien, qu'au
médecin qui ne s'occupe que du traitement des
maladies internes.

Ce que j'ai déjà dit de la structure des autres
animaux avant de parler de celle de l'homme,
avoit plutôt pour motif d'indiquer à l'élève, suivant mon plan, la place que ces êtres occu-
poient dans l'échelle de la nature, et le rapport
que les corps les plus informes en apparence
avoient avec l'admirable machine de l'homme,
que de l'obliger à étudier la structure des animaux. L'étude de l'anatomie du corps humain
doit suivre immédiatement celle de la botanique;
et ce n'est qu'après avoir acquis la connoissance
de la structure animale la plus parfaite, que l'é-
tude de l'*anatomie comparée* lui sera aussi utile
que facile.

CHYMIE.

G 3

DE LA CHYMIE.

ON dit qu'un corps est *combiné*, lorsqu'il est composé de parties hétérogènes et de différente nature ; et la science de cette combinaison est ce qu'on appelle la *Chymie*.

On peut également donner le nom d'*hétérogènes* aux parties qui ont différentes figures déterminées ; mais ce n'est alors que par rapport à leur forme que ce nom peut leur convenir. Les parties simples qui entrent dans la composition d'un corps se distinguent encore entre elles par la diversité de leurs vertus naturelles ; et c'est cette diversité qui constitue l'*hétérogénéité* proprement dite.

Cette diversité de vertus se manifeste par les différens rapports que les parties ont avec d'autres parties. En examinant, par exemple, les parties simples de l'*Ethiops minéral*, nous trouvons qu'il est composé de deux parties, qui sont le *soufre* et le *mercure*, et qui diffèrent entre elles par la différente manière dont elles se comportent envers d'autres corps.

Pour distinguer ces parties de toutes autres en général, on leur donne le nom de *parties constituantes chymiques* (*).

(*) Les pierres calcaires sont très-variées relativement à leur figure, quoiqu'elles soient toutes composées des mêmes parties constituantes.

Ainsi, lorsqu'on dit qu'un corps est composé de parties constituantes chymiques, on veut indiquer par là qu'il est composé de parties hétérogènes et de différente nature.

Tous les êtres crées sont des résultats de la combinaison des parties hétérogènes. Ainsi le vaste champ de la chymie ne reconnoît d'autres limites que celles de la nature. Mais les limites de nos facultés ne nous permettent de travailler que sur une très-petite portion de ce champ.

Toutes les fois que les parties hétérogènes des corps ne sont liées entre elles que d'une manière si foible qu'on peut les distinguer par le seul moyen des sens, une pareille composition n'est plus une combinaison chymique, et sa recherche n'appartient point à la chymie.

La *combinaison* chymique n'a lieu, que lorsque deux corps s'unissent si intimement, qu'il résulte de leur union un troisième corps absolument différent de ses parties constituantes considérées séparément (*).

On donne le nom d'*affinité chymique* à cette union intime des corps (1).

(*) Le soufre s'unit au mercure par le secours du feu, et produit un corps qu'on appelle *Cinabre*, et qui ne ressemble en rien à l'une ou à l'autre de ses parties constituantes.

(1) Il seroit plus exact de définir l'*affinité* par la tendance ou disposition que deux corps ont à s'unir ensemble, et à rester dans cet état d'union. NOT. DU TRAD.

Comme la combinaison chymique dérobe absolument à nos sens la connoissance des parties constituantes hétérogènes, nous sommes obligés, pour parvenir à les connoître, de les séparer les unes des autres en rompant le lien qui les unit. On appelle cette opération, *analyse* ou *diacrise* (*).

Ce moyen cependant ne suffiroit pas encore pour nous donner une idée claire des parties hétérogènes, si la connoissance de certains corps ne nous servoit point d'étalon pour juger par analogie ceux que nous ne connoissons point. Nous parvenons à ce but, en combinant un corps inconnu avec un autre que nous connoissons déjà, pour voir si le produit de cette combinaison a quelque ressemblance avec le premier (**). Cette manière de juger nous est d'autant plus nécessaire, qu'il est rare qu'on puisse opérer une analyse, sans donner lieu en même tems à une

---

(*) Le *salpêtre* dans son état naturel ne présente que des parties homogènes pures : mais mêlé avec l'acide vitriolique, il se sépare en deux parties qui diffèrent autant entre elles qu'elles diffèrent du salpêtre, savoir en un acide, et en un alcali, dont on n'appercevoit point de vestige dans le salpêtre en nature, par le moyen des sens.

(**) Nous savons, par exemple, que le *soufre* combiné avec un *alcali* produit un *foie de soufre*. Ainsi, nous pouvons regarder comme un véritable soufre tout autre corps inconnu, qui combiné avec le soufre, produiroit également un foie de soufre.

nouvelle combinaison (*). Nous appellons ce moyen de la chymie *Syncrise* ou *Synthèse*.

On donne le nom de *rapports chymiques* aux résultats de ces deux espèces de changemens que nous opérons sur les corps, et qui nous donnent l'idée de la nature de leurs parties.

Après avoir exposé les règles d'après lesquelles on doit faire toutes les recherches chymiques sur les corps, il nous reste à chercher les moyens par lesquels ces règles peuvent être mises en pratique.

Il est rare que nos forces méchaniques puissent sans le secours des forces physiques opérer ou détruire une combinaison chymique. Néanmoins l'expérience nous a montré que ces forces méchaniques peuvent jusqu'à un certain degré se passer des forces physiques, toutes les fois que la combinaison des corps n'est point si intime (**),

---

(*) Lorsque nous obtenons un *acide nitreux* de la combinaison du *salpêtre* avec l'acide vitriolique, ainsi que nous l'avons observé plus haut, nous concluons avec raison que l'acide nitreux faisoit une partie constituante du salpêtre. Mais nous ignorerions toujours la nature des autres parties constituantes du salpêtre, si nous ne savions déjà par expérience que l'*acide vitriolique* combiné avec un *alcali végétal*, donne un *tartre vitriolé*. Car en combinant le *salpêtre* avec l'acide *vitriolique*, nous obtenons d'abord l'*acide nitreux*, et ensuite un *tartre vitriolé*, et nous jugeons par conséquent avec raison, que le salpêtre est composé d'un alcali végétal et de l'acide nitreux.

(**) Le seul mouvement, par exemple, suffit pour séparer le *lait* en ses parties constituantes ; et c'est par la seule pression qu'on parvient à séparer l'*huile des amandes*, du *sénevé* et des autres graines de cette nature.

ou que ces corps ont entre eux une affinité si grande, qu'ils se combinent très-aisément (*).

Le plus souvent cependant nous sommes obligés, pour atteindre notre but, d'appeler à notre secours les forces physiques d'autres corps. Les corps qui possèdent ces forces, s'appellent *moyens* ou *instrumens actifs*; comme tous les outils méchaniques par lesquels on met les premiers en état de manifester leur action, portent le nom d'*instrumens passifs*.

D'après la différence des règles que nous avons exposées plus haut, les corps qu'on emploie comme moyens pour les mettre en pratique, doivent aussi posséder des propriétés différentes.

Pour changer un corps par la voie de l'analyse, il faut lui présenter un autre corps qui ait plus d'affinité avec une de ses parties constituantes hétérogènes, que n'en ont ces mêmes parties entre elles, et qui par conséquent en s'unissant à cette partie, laisse précipiter l'autre. Ceci confirme ce que j'ai déjà dit plus haut, savoir que dans chaque analyse, il se fait en même tems une nouvelle combinaison (**).

(*) En triturant seulement le *soufre* avec le *mercure*, on obtient l'*Éthiops minéral*, et en agitant long-tems de suite le mercure, on peut le réduire en poudre.

(**) Si nous ajoutons de l'*acide vitriolique* à une dissolution de *craie* dans l'*eau forte*, l'acide vitriolique se combinera avec la craie, en vertu de l'affinité plus grande qu'il

Dans les corps dont les parties n'ont point une adhérence si forte entre elles, on peut quelquefois séparer leurs parties hétérogènes, en diminuant seulement l'adhérence de leurs parties homogènes. (*).

Pour opérer une combinaison, il faut que les deux corps qu'on veut combiner, aient une assez grande affinité pour qu'ils puissent s'unir intimement, et que de cette union il résulte un troisième corps essentiellement différent de chacun d'eux séparément. Sans cette affinité, la combinaison n'aura point lieu. Au contraire, plus elle est grande, plus le produit de la combinaison s'éloignera de la nature de ses parties constituantes prises séparément. Car la diversité de la nature du produit est toujours en raison de l'affinité des parties qui le composent.

Il y a des corps qui ne sont point susceptibles de s'unir ensemble. On peut les combiner par l'addition d'un troisième corps. Ce procédé est connu sous le nom d'*appropriation* (**).

a avec la craie, que cette dernière n'en a avec l'eau forte. L'eau forte se sépare dans cette opération de la craie; ce qui n'auroit pas eu lieu dans la combinaison de l'acide vitriolique avec la craie.

(*) Si nous mettons dans de l'eau le *beurre d'antimoine*, qui n'est qu'une dissolution du *régule d'antimoine* dans l'*acide marin*, le régule se séparera de l'acide et se précipitera en forme d'une poudre blanche.

(**) On peut, par exemple, unir l'*huile* et l'*eau*, deux substances qui par elles-mêmes ne sont point susceptibles de s'unir, par le moyen du *sucre*, du *jaune d'œuf* et des *alcalis*

On appelle *opération chymique*, la manière de changer la composition des corps d'après les règles et par les moyens que nous avons indiqués; et comme les différens corps exigent différentes manières ou moyens, il y a aussi plusieurs espèces d'opérations.

De toutes les opérations chymiques la plus simple est celle qui détruit l'adhérence des parties homogènes d'un corps: et quoique à proprement parler, il n'y ait que la division des corps dans leurs parties hétérogènes qui mérite le nom d'*opération chymique*, la division en parties homogènes ne laisse cependant pas d'avoir son utilité, parce qu'en diminuant la cohésion de ces parties, elle rend les corps plus propres à être divisés en leurs parties hétérogènes. Ainsi on peut du moins la regarder comme une opération préparatoire, sans laquelle on peut rarement exécuter la plûpart des opérations chymiques.

Il y a plusieurs manières de diviser les corps en leurs parties homogènes.

La première est la *comminution*. Elle détruit la cohésion des parties homogènes d'un corps par le moyen des instrumens méchaniques, et se subdivise d'après la différence de ces instrumens, en *pulvérisation, trituration, granulation* et *comminution par la râpe*.

La seconde consiste à changer par le moyen

du feu les corps secs et solides en corps fluides. On lui donne le nom de *fusion* (*).

On obtient le même résultat par la *dissolution*, qui ne diffère de la fusion que par le moyen dont on se sert pour l'opérer. Lorsqu'on veut rendre un corps liquide par le moyen de la dissolution, on l'unit à un autre corps liquide, qui a plus d'affinité avec les parties du corps à dissoudre, que ces parties n'en ont entre elles. On appelle le corps qui dissout, *menstrue*, ou *dissolvant*.

Il y a des menstrues qui ne séparent que les parties homogènes des corps sans attaquer leurs parties constituantes (**). Une pareille division s'appelle *dissolution superficielle*.

L'*amalgamation*, c'est-à-dire l'alliage du mercure avec les autres métaux, est aussi une espèce de dissolution.

La *comminution*, la *fusion*, la *dissolution superficielle*, et l'*amalgamation*, sont ces procédés auxquels nous avons refusé le nom de véritables opérations chymiques, par la raison qu'ils ne peuvent changer la véritable composition des

---

(*) Le feu appliqué aux métaux pénètre dans les pores de leurs parties homogènes, diminue leur cohésion, et les rend ce qu'on appelle *fluides*.

(**) C'est ainsi que l'eau dissout tous les sels, sans séparer leurs parties constituantes.

corps. Nous allons maintenant parler de ceux qui méritent ce nom.

Il y a des menstrues qui détruisent effectivement la composition des corps ; et cette espèce de décomposition s'appelle *dissolution radicale* (1). Le menstrue ou dissolvant s'unit si intimement au corps dissous qu'il résulte de cette union un troisième corps qui diffère essentiellement de ses parties constituantes (*). Ainsi l'opération se fait véritablement par *Syncrise*, et mérite par là le nom de véritable opération chymique.

L'*extraction* est une autre opération chymique ; elle consiste à séparer d'un corps solide, par le moyen d'un liquide, une de ses parties hétérogènes, sans altérer les autres (**). Ainsi le corps liquide, pour opérer cette séparation, doit avoir plus d'affinité avec les parties qu'il doit extraire du corps solide, que ces parties n'en ont entre elles. Cette opération se fait par *diacrise*, puisqu'elle sépare les parties hétérogènes des corps.

(1) Par tout où j'ai mis *dissolution*, l'auteur écrit *solution*. J'ai préféré la première dénomination par les raisons qu'on peut voir dans le dictionnaire de chymie de MACQUER, à l'article *Solution*. NOT. DU TRADUCT.

(*) De la dissolution, par exemple, du *fer* par l'*acide vitriolique*, il résulte un corps composé tout différent du fer et de l'acide vitriolique. C'est le *vitriol de mars*.

(**) Si l'on met de la *Rhubarbe* dans l'*esprit de vin*, celui-ci se combinera avec les parties résineuses de cette drogue, en les séparant de ses autres parties constituantes.

On donne le nom de *macération* au premier degré ou commencement de l'extraction.

Si l'on augmente l'action des menstrues par le moyen du feu, on désigne ce travail par le nom de *digestion*.

L'*évaporation* est cette opération, dans laquelle on convertit en vapeurs les parties volatiles d'un corps fluide, dans des vaisseaux ouverts, par le moyen du feu et de l'air (*).

Mais si l'on fait cette opération dans des vaisseaux clos, de manière à intercepter et à recueillir les vapeurs qui s'élèvent, alors on la nomme *distillation*.

Si les corps enfermés dans des vaisseaux clos, pour être ainsi volatilisés, sont des corps solides, dont les particules séparées se déposent de nouveau en forme sèche, l'opération s'appelle *sublimation* (**).

La *calcination* est cette opération de la chymie, qui à l'aide du feu, de l'air ou des menstrues réduit un corps solide et compacte en un corps lâche et pulvérulent. Le produit de cette opération est connu sous le nom de *chaux* (***).

(*) Si l'on expose à la chaleur une dissolution, l'eau se dissipera dans l'air sous la forme de vapeur.

(**) Le *camphre* se réduit par la chaleur en vapeurs, qui, si on les intercepte, se déposent de nouveau en forme sèche.

(***) Les *métaux* se réduisent à l'aide du feu en poudre, parce que le feu désunit leurs parties, en détruisant ce qui les lioit ensemble. L'air produit sur eux le même effet, en

On

On peut à l'aide de l'air libre, de l'eau et d'un certain degré de chaleur exciter dans différens corps un mouvement interne qui les décompose, et qui forme de leurs parties de nouveaux composés, d'une nature bien différente de celles des corps décomposés (*). On appelle cette opération, *fermentation*.

Lorsqu'un corps dissous se sépare de son dissolvant ou menstrue, et se dépose au fond du vaisseau qui contient la dissolution, on dit que ce corps est *précipité*. Il y a deux manières d'opérer une *précipitation*. La première consiste à ajouter à la dissolution une autre substance qui ait plus d'affinité avec le menstrue, que celui ci n'en a avec le corps dissous, en sorte que le menstrue combiné avec la nouvelle substance laisse tomber au fond le corps qu'il tenoit en dissolution (**). La seconde a lieu lorsqu'on

---

tant qu'il contient des matières qui ont de l'affinité avec les métaux. Il en est de même des menstrues, toutes les fois qu'ils sont capables de rompre le lien qui unit les métaux: ils les changent alors en corps pulvérulens.

(*) Par cette opération on obtient de l'*orge* la *bière*, des *raisins* le *vin* et l'*esprit de vin*, et des *corps animaux* un *alcali volatil*; produits que nos sens ne peuvent découvrir dans les corps, avant qu'ils aient fermenté. Au reste ce n'est pas ici le lieu d'examiner si les substances obtenues par la fermentation, sont simplement un développement des parties constituantes du corps fermenté, ou si elles sont des produits absolument nouveaux.

(**) Lorsqu'on ajoute un *alcali fixe* à une dissolution de *fer* dans l'*acide vitriolique*, l'alcali s'unit avec l'acide qui laisse précipiter le fer.

H

y ajoute une substance qui ait plus d'affinité avec le corps tenu en dissolusion, que celui-ci n'en a avec son menstrue ou dissolvant; alors le corps dissous s'unit à la substance ajoutée sans la dissoudre, et se précipite avec elle au fond du vaisseau (*).

La *crystallisation* des sels est encore une espèce de précipitation. On l'opère en ôtant à la dissolution d'un sel une partie de son eau, en sorte que les corpuscules salins dépouillés du fluide surabondant, se rapprochent, se précipitent et s'arrangent de manière à former des masses d'une figure déterminée et régulière.

On donne le nom de *vitrification* au changement des corps terreux, en corps durs, cassans et plus ou moins transparens. On l'opère par une forte fusion (**).

La *scorification* est une opération analogue à la vitrification. Elle consiste à changer toutes sortes de terres en matières opaques de nature vitreuse, ou *scories* (***).

La *réduction* est l'opération par laquelle on rétablit les chaux métalliques dans leur état primitif et naturel de métaux. On l'appelle aussi

(*) Quand on ajoute de l'*acide marin* à une dissolution d'*argent* dans l'*eau forte*, l'acide marin s'unit à l'argent et se précipite avec lui en forme d'une poudre blanche.

(**) En fondant de l'*alcali* et du *sable* en proportions déterminées, on obtient du *verre*.

(***) Cette opération a lieu, par exemple, quand on veut séparer d'une mine d'argent les parties terreuses.

révivification; mais l'usage a restreint ce dernier mot à la réduction du *mercure calciné.* Si c'est la litharge qu'on veut réduire en plomb, on la nomme *fonte fraîche* ou *rafraîchissement.*

On entend par *affinage* la purification des métaux, tels que l'or et l'argent; on la fait, en les séparant des autres métaux à l'aide du feu.

Toutes ces différentes opérations sur les corps de la nature nous mettent à même de découvrir leurs parties hétérogènes, et de déterminer les rapports qui nous fournissent les idées de leur combinaison.

Comme toutes les vertus et tous les phénomènes des corps tiennent principalement à leur différente combinaison, en changeant cette dernière nous investissons les corps de vertus qu'ils n'avoient pas avant ce changement, et nous obtenons par l'art des produits qui n'existoient point dans la nature, et qui subviennent à merveille à beaucoup de nos besoins. C'est le plus étendu et le plus important de tous les avantages que la chymie nous procure.

D'après les différens usages de cette science et les différens buts qu'on se propose en l'étudiant, on la divise en différentes parties, dont les principales sont les suivantes :

On l'appelle *Chymie physique*, ou *Chymie pure*, lorsque nous nous bornons à juger les phénomènes des corps par la connoissance de leur combinaison.

H 2

On lui donne le nom de *Chymie médicale* ou *pharmaceutique*, si en changeant la combinaison des corps, nous les rendons propres à guérir ou à soulager certaines affections contre nature du corps humain.

La partie de la chymie, qui nous enseigne la manière de séparer les métaux de leurs terres, porte le nom de *Métallurgie*.

On la nomme enfin *Chymie docimastique*, quand par son secours on examine la nature et l'a loi des fossiles.

L'*Alchymie* est la partie de la chymie qui s'occupe de la transmutation des métaux en or; si toutes fois cette transmutation n'est point une prétention chimérique.

Notre dessein n'est pas ici de suivre toutes ces divisions. Nous avons plutôt voulu présenter l'ensemble de la chymie sous un point de vue convenable, sans nous embarrasser des vertus ni des phénomènes que ses produits nous présentent, et qui sont l'objet d'autres sciences différentes de la chymie.

Nous considérerons d'abord les corps les plus simples, qui seront aussi les principes les plus simples.

Mais il faut avant tout déterminer ce que c'est qu'un *elément*, et quelles sont les propriétés que doit avoir un corps pour mériter ce nom, afin d'avoir une règle d'après laquelle nous puse sions juger jusqu'à quel point nous devons admettre comme élémens, les corps qu'on nous donne comme tels.

Il ne faut pas être un grand chymiste pour savoir que tous les corps mixtes sont composés de parties moins composées, ou qui n'ont pas un si grand nombre de parties hétérogènes, que les corps qu'elles composent. Il s'ensuit de là que si nous pouvions continuer cette décomposition en allant toujours du plus au moins composé, nous parviendrions enfin à des corps tout-à-fait simples, qui pour n'avoir plus des parties hétérogènes, ne sont plus susceptibles d'être décomposés. Ce sont donc ces corps homogènes que nous devons appeler *élémens* ou *principes*.

Mais il est question de savoir si au moyen de l'art nous sommes en état de pousser cette décomposition des corps jusqu'à leurs principes. Il est presque impossible de répondre à cette question : car il ne suffit pas de regarder comme principes les corps que l'art ne peut plus diviser ; il s'agit de s'assurer si cette impossibilité résulte de la nature même de ces corps, ou s'il ne faut l'attribuer qu'à l'insuffisance de l'art. Personne, à mon avis, ne pourroit décider cette question : dans aucune des connoissances humaines on n'est encore parvenu si loin, que l'expérience des tems ultérieurs n'ait prouvé qu'il étoit très - possible d'aller plus loin. Par la même raison on ne pourra jamais déterminer avec certitude les limites de l'art pas plus que celles de la nature. Ainsi, il est plus sage de présumer toujours que c'est plutôt l'imperfection de nos forces et de nos moyens, que l'impossibilité physique de la chose, qui nous empêche d'aller plus loin. Quoiqu'il en soit, pour connoître les élémens, il faudroit pouvoir les séparer absolument de toute liaison avec les autres corps.

Cette difficulté de définir les élémens seroit moins importante, si nous avions des signes caractéristiques, par lesquels nous pussions déterminer avec certitude, si les corps qui se refusent à nos moyens de décomposition, sont de vrais élémens. Mais qui pourroit encore déterminer d'une manière seulement vraisemblable les forces que peut avoir la matière simple?

Voudroit-on regarder comme élémens les parties qui sont communes à tous les corps? On pourroit objecter qu'il pourroit y avoir des *élémens secondaires*, communs à tous les corps, et que nous considérons faussement comme *élémens* ou *principes primitifs*. On ne voit pas d'ailleurs pourquoi dans une si grande variété de corps, il faudroit que tous les élémens ensemble se trouvassent dans chaque individu.

Tout cela prouve que nous ne parviendrons jamais à déterminer exactement la nature des véritables élémens, que nos sens ne sont point en état de nous procurer cette connoissance, et que tous les corps qu'on a regardés comme élémens, quoiqu'ils soient à la vérité très-peu composés, ne sont rien moins que simples.

Les corps qui sont répandus dans toute la nature, qui se refusent à nos moyens d'analyse ou de décomposition, et qu'on a voulu nous faire regarder comme élémens, sont la *terre*, l'*eau*, l'*air* et le *feu*.

La *terre* la plus simple que nous puissions obtenir par les procédés de l'art, est un assemblage de parties sèches, subtiles, insipides, qui par leur nature n'éprouvent aucune altération par l'action du feu, mais qui unies à un alçali, se convertissent en verre.

On a de même toujours regardé l'*air* comme un corps très-simple; et en effet on n'a pas encore pu prouver que cette partie de l'air qui sert à la respiration des animaux et à la combustion, puisse se décomposer en parties hétérogènes.

Cette partie de l'air pure, ainsi dépouillée de toutes celles qui lui sont étrangères, s'appelle *air déphlogistiqué* (1); parce que c'est principalement le *phlogistique*, qui altère la pureté de cet élément.

_____

(1) Le terme *déphlogistiqué*, ainsi que le mot *phlogistique* ne sont plus en usage; mais notre Auteur a dû les employer, en écrivant dans un tems, où la nouvelle doctrine antiphlogistique n'étoit pas encore généralement adoptée parmi les chymistes. NOT. DU TRADUCT.

H 4

Il existe diverses autres espèces d'air, qui résultent de la différente combinaison de leurs parties, et qui, excepté la diaphanéité ou transparence, n'ont rien de commun avec l'air que nous respirons.

Les plus remarquables pour le médecin sont les trois espèces suivantes :

Le *gaz* ou *air inflammable*. Combiné avec l'air pur, cet air a la propriété de s'allumer par le contact du feu. Ce phénomène explique quantité d'autres phénomènes qui arrivent dans la nature, tels que les *météores*, les *tremblemens de terre*, etc. (I)

Le *gaz nitreux*. Il diminue le volume de l'air pur en l'absorbant, et produit avec lui de l'*acide nitreux*. L'invention de l'*eudiomètre* tient à ce phénomène.

L'*air fixe*, ou *acide aérien*, ou *gaz acide craieux*. Il possède des vertus antiseptiques, et il est à ce titre employé en médecine.

L'*eau* pure est une substance claire, transparente, insipide, inodore, et sans couleur. Elle est fluide dans un certain degré de chaleur; elle se convertit au contraire, à un certain degré de froid, en un corps dur, crystallisé et cassant, qu'on appelle *glace*.

----

(1) Ce phénomène a encore donné lieu aux belles expériences d'un illustre chymiste, par lesquelles il paroît presque prouvé que l'eau n'est qu'un composé de six parties en poids d'*air vital* et d'une partie de *gaz inflammable*. NOT DU TRA.

Il n'est pas facile de décider si l'état naturel de l'eau est d'être fluide ou d'exister sous la forme de la glace; car on ne peut guères assurer que la chaleur soit un phénomène plus naturel, qu'un certain degré de froid.

Si le froid n'est que l'effet de l'absence des particules du feu, la glace doit être plus simple et plus pure que l'eau fluide, par la raison qu'elle contient moins de particules ignées.

Mais si le froid a pour cause une matière frigorifique particulière, il s'ensuivra que l'eau n'est pure dans aucun de ces deux états; puisqu'elle est unie dans l'un aux parties ignées, et dans l'autre aux parties frigorifiques.

L'eau se dissout par la chaleur dans l'air, comme le sel se dissout dans l'eau. Il n'y a dans aucun de ces deux cas une combinaison intime. L'une et l'autre de ces dissolutions se comportent d'après leurs parties constituantes respectives.

Comme l'air dissout l'eau, de même la chaleur dissout l'air, et affoiblit son ressort, ainsi que nous le verrons dans la suite. Au reste l'air fait vraisemblablement, ainsi que la terre et l'eau, partie constituante de tous les corps en général.

Par *feu* nous n'entendons point ici notre feu commun. C'est plutôt le corps, qui uni avec les autres corps, se manifeste, suivant la différence de ces derniers, par la dilatation, la chaleur, la lumière et la flamme.

La matière du feu est répandue dans toute la nature ; elle existe même dans la glace. La plus pure se trouve dans la lumière du soleil ; au lieu que dans les corps en combustion elle est mêlée avec beaucoup d'autres matières , ce qui est prouvé par la *suie*.

Quelques - uns ont cru que les phénomènes qu'on attribue à la matière du feu , n'étoient que les effets d'un simple mouvement des parties les plus fines des corps. Mais de cette opinion il ne s'ensuit pas encore que la cause de ces phénomènes ne soit une substance particulière. Ce mouvement même n'a sa raison suffisante que dans ce que nous appellons la matière du feu.

On peut dire dans le langage des chymistes, que le feu dissout plus ou moins à certains égards tous les corps ; puisqu'il n'existe dans la nature aucun corps , dans les pores duquel il ne puisse pénétrer, et dont il ne puisse dilater le volume.

C'est des différens degrés de la dilatation, dont les corps sont susceptibles , que dépendent tous les changemens que nous pouvons opérer à l'aide du feu sur ces mêmes corps.

Cette force ou propriété de dilater est d'autant plus considérable , que le mouvement de la matière du feu est fort ; et cela dépend de la nature des corps dans lesquels elle exerce son action.

La *lumière* fait une seconde propriété du feu pur. Nous observons souvent un degré suffisant, de dilatation et de chaleur sans lumière ; d'autres fois nous n'observons qu'une vive lumière sans chaleur (*) : ce qui prouve que ces phénomènes ne dépendent pas uniquement du mouvement.

Il paroît certain que la matière du feu combinée avec des parties très-fines, manifeste toujours un plus haut degré de lumière, que si elle étoit unie aux parties, avec lesquelles elle produit la chaleur et la flamme.

Ainsi, le degré de chaleur que la matière du feu donne paroît être en raison inverse de sa pureté ; le feu électrique qui ne produit qu'une mince chaleur en est la preuve.

Le feu du soleil excite une chaleur d'autant plus forte, que l'air est plus pesant : c'est à-dire que la quantité de cette chaleur dépend de la quantité des parties de l'air unies avec la matière du feu. C'est pour cela qu'on éprouve plus de froid sur les hautes montagnes que dans les régions basses ; et selon toutes les apparences, la chaleur ne doit plus avoir lieu au-dessus de l'atmosphère, où les rayons du soleil n'éprouvent plus aucun mélange avec d'autres parties (**).

_____

(*) Comme, par exemple, dans les rayons de la lune et dans la lumière que dardent certains vers et le bois pourri.

(**) On voit par là combien est peu fondée la crainte, que les comètes ne s'embrasent en s'approchant trop du soleil. Supposé qu'il soit vrai, que dans *Venus* il existe une plus grande chaleur que sur la terre, il faut chercher la cause de cette

La matière du feu fixée dans les corps, est ce que les chymistes appellent *phlogistique*. Il n'est pas encore décidé si la substance par laquelle la matière du feu subit une combinaison chymique, est un corps particulier toujours identique, ou si cette matière peut se lier plus ou moins avec tous les corps et s'y fixer. Il est vraisemblable que la matière du feu pure, ou, ce qui peut-être est la même chose, la matière de la lumière, en s'unissant à un autre corps particulier, produit cet être qui contient la raison suffisante de la combustibilité des corps, et qui en fait une partie constituante générale. La décomposition du phlogistique occasionne du mouvement, de la dilatation, de la chaleur, de la lumière et de la flamme.

La matière électrique est aussi une modification de celle du feu; elle existe dans les corps qu'on nomme *idioélectriques*; et mise en mouvement, elle se communique par une secousse et avec une incroyable rapidité à tous les corps qui sont dans un contact immédiat. On l'emploie comme remède en médecine.

Les effets que le feu produit sur les corps, sont de différentes espèces selon le différent de-

chaleur non pas dans la proximité du globe du soleil, mais dans la nature particulière de cette planète. Peut-être dans *Saturne* même, malgré son éloignement de ce globe, le froid n'est-il pas aussi considérable que nous le présumons.

gré de chaleur et la nature particulière de chaque corps. Dans certains corps le feu, poussé
au plus haut degré, ne produit qu'une simple dilatation; on nomme ces corps *fixes*.

Il y en a qui sont volatilisés par son action;
et d'autres dont il détruit complétement la composition, en chassant une de leurs parties, et en
s'unissant avec le reste, de manière que le résultat de cette union est d'une nature bien différente du corps avant qu'il fût soumis à son action.

D'après les expériences que nous avons jusqu'à présent sur les parties des corps, on peut
présumer que l'air, la matière du feu, une espèce déterminée de terre, et l'eau, sont les parties qui entrent dans la composition de tous les
corps connus en général; quoique nous ne soyons
point en état de les découvrir dans tous les corps,
et que souvent quelques-unes d'elles paroissent
manquer dans leur composition (*).

Outre ces principes ou élémens, il y a d'autres parties plus composées, auxquelles on peut
réduire tous les autres corps connus de la nature et de l'art, et qui, quoique moins générales, forment par leur variété différentes classes
de corps. Il y a de ces parties qu'on trouve
quelquefois pures dans la nature, d'autres qui

(*) Le cuivre qui paroit au premier aspect si solide et si
sec, contient de l'eau à moitié de son volume; et on ne
peut refuser à la *glace* même quelques particules de feu.

sont le plus souvent mêlées, et quelques-unes qui n'existent point dans la nature, mais qui sont le produit de l'art.

On peut, ce me semble, réduire toutes ces différentes substances aux classes suivantes.

Nous les divisons en corps *terreux*, *métalliques*, *salins*, *sulphureux*, *bitumineux*, *résineux*, *camphoriques*, *mucilagineux*, *gélatineux*, *huileux*, *spiritueux - ardens* et *aqueux*.

Nous ne connoissons point de corps qui ne contienne plus ou moins de ces parties dans sa composition : et s'il s'agissoit de bâtir un système de la combinaison des corps sur la ressemblance de leurs parties constituantes, chaque corps devroit appartenir à la classe des parties qui entrent en plus grand nombre dans sa composition (*) ; les subdivisions seroient prises des dissemblances qu'une classe de pareils corps auroit présentées dans leur combinaison individuelle.

Il est difficile de déterminer le caractère distinctif des *terres* et des *pierres* ; on les distingue plus facilement des autres corps par leurs rapports particuliers. On peut cependant jusqu'à un

_____

(*) Mais cette composition ne doit point être si intime, qu'elle fasse disparoître le caractère de la partie constituante. Le *soufre*, par exemple, quoique le plus souvent composé d'un sel acide, n'appartient pas pour cela aux substances salines, par la raison que ce sel a perdu toutes se spropriétés salines en se combinant avec les parties inflammables de soufre.

certain point les distinguer par leur indissolubilité dans l'eau et dans l'huile, et par leur manière de se comporter dans le feu. Plus elles sont pures, moins elles sont dissolubles par ces menstrues ; du moins ne présentent-elles toujours qu'une fonte impure et inégale.

Les *métaux* se distinguent des terres par leur dissolubilité ou par la fusion qu'ils éprouvent par l'action du feu, et qui est d'autant plus marquée qu'ils sont purs. Le premier degré de fusion n'altère point leur combinaison ; et ils reparoissent après qu'ils sont refroidis, dans leur premier état de métal.

Les *sels* se dissolvent dans l'eau ; ils ont un goût âcre, et se forment en crystaux par eux-mêmes ou par l'addition d'une terre.

Il y a des corps salins qui n'ont point cette dernière propriété, et qui par conséquent ne sont pas des sels à proprement parler. Les *savons* sont de cette espèce.

On appelle *soufre*, un corps qui brûle au feu dans l'air libre, qui répand une flamme bleue, qui ne donne ni suie ni fumée, et qui laisse évaporer un acide vitriolique volatil ; dans des vaisseaux clos il se sublime, et combiné avec les alcalis il donne un foie de soufre, comme combiné avec le mercure, il produit le cinabre. Le soufre appartient uniquement au règne minéral, où on le trouve souvent mêlé avec les métaux; il a la propriété de les dissoudre tous excepté l'or, le zinc et la platine.

Les *substances bitumineuses* brûlent avec flamme; elles sont indissolubles dans l'eau, et se dissolvent difficilement dans l'esprit de vin. Mais elles sont solubles dans les huiles, avec lesquelles elles forment différens *vernis*. Elles donnent par la distillation une huile qui ne se dissout pas non plus dans l'esprit de vin, et un sel acide concret. Toutes ces substances appartiennent au règne minéral (1).

Les *résines* se liquéfient et brûlent au feu, et sont de plus très-volatiles. Elles se dissolvent toutes (excepté l'huile de térébenthine) très-facilement dans l'esprit de vin et dans les huiles; mais elles sont indissolubles dans l'eau. Elles donnent par la distillation un acide qui n'est jamais concret, si l'on en excepte celui que donne le *benjoin*, et une huile immiscible à l'eau et dissoluble dans l'esprit de vin. Il n'existe aucune plante qui ne contienne une certaine portion de substance résineuse.

Il faut distinguer des résines le *camphre*. C'est une substance concrète, crystalline, indissoluble

---

(1) La question sur l'origine des bitumes n'est pas encore tout-à-fait décidée. Il paroît cependant que l'opinion de ceux qui pensent que ces substances viennent originairement des corps organisés, végétaux et animaux, est beaucoup plus probable et plus conforme aux observations d'histoire naturelle et aux analyses chymiques. NOT. DU TRADUCT.

dans

dans l'eau , mais qui se dissout dans l'esprit de vin. Exposée à l'air, elle se volatilise et se dissipe entièrement. Elle brûle avec une flamme verte, et ne laisse aucun résidu charbonneux. Elle entre comme partie constituante dans la composition de quelques plantes.

Le *mucilage* est une substance plus ou moins visqueuse , selon la quantité d'eau qui entre dans sa composition. Dépouillé de toute son humidité apparente , il s'appelle *gomme*. Il ne donne aucun indice de matières salines ou huileuses, il ne se liquéfie point comme les résines , ni ne s'enflamme facilement. Il est dissoluble dans l'eau dont on peut le séparer de nouveau par l'esprit de vin. Ce dernier , au contraire , non plus que les huiles, ne peut dissoudre les substances mucilagineuses ou gommeuses. Toutes ces substances tendent à la fermentation acide, elles appartiennent au règne végétal, et font une partie constituante de toutes les plantes en général.

La *gélatine* ou *gelée* diffère du mucilage par sa viscosité , et par sa tendance à la fermentation putride. Moins elle contient de graisse ou d'huile , plus elle est visqueuse , et on lui donne pour lors le nom de *gluten*. Elle est dans les animaux ce qu'est dans les végétaux le mucilage ; et presque toutes les autres humeurs (1) du corps animal ,

_____

(1) Et même toutes les différentes parties molles ou soli-des de l'animal , sans en excepter les os , si on les fait bouillir

I

se réduisent le plus souvent en dernier ressort, à l'état d'une gelée.

On appelle *huiles* les substances qui ne sont solubles ni dans l'eau ni dans l'esprit de vin, qui brûlent facilement, mais qui ne sont point volatiles (1). Ces substances sont composées d'un acide et d'une huile onctueuse, laquelle ne s'élève point par la distillation sans être décomposée ou altérée dans ses parties constituantes, et qui n'est soluble dans l'esprit de vin qu'après avoir été extrêmement atténuée par des distillations réitérées. Plus elles contiennent de parties acides salines dans leur composition, plus elles sont d'une consistance ferme. Les huiles tirées des végétaux par expression, sont fluides ainsi que les huiles distillées, empyreumatiques ; la *graisse* des animaux est d'une consistance épaisse ; et la *cire* est la plus solide de toutes.

L'*esprit de vin* est une substance fluide, qui, quand elle est parfaitement pure, se volatilise en entier à l'air libre, et qui brûle et se dissipe de même avec une flamme bleuâtre qui n'est

---

dans de l'eau, se réduisent en une vraie gelée, qui se convertit ensuite par une évaporation ultérieure en colle, et enfin en une corne plus ou moins transparente, dure et solide. NOT. DU TRADUCT.

(1) Toutes les huiles sont plus ou moins volatiles: mais il y en a qui ne se volatilisent qu'à un degré de feu supérieur à celui de l'eau bouillante. Telles sont toutes les huiles végétales qu'on désigne par le nom d'huiles grasses. NOT. DU TRADUCT.

accompagnée d'aucune espèce de fumée ni de suie. Parmi toutes les substances inflammables, l'esprit de vin est le seul qui se dissolve dans l'eau. Combiné avec les alcalis volatils purs, il produit une espèce de savon liquide (1). Il sert aussi à dulcifier les acides, et donne, en se combinant avec eux, une huile très-volatile (2).

Toutes les autres substances qui n'ont point les caractères propres aux classes que nous venons de décrire, appartiennent à celle de l'*eau*.

Notre dessein n'étant point de donner un abrégé complet de chymie, nous nous sommes bornés à présenter les caractères chymiques et distinctifs des corps en général, afin d'indiquer l'ordre qu'il faut suivre pour acquérir l'idée des différentes combinaisons des corps (*).

Cette méthode mérite d'autant plus de préférence sur toute autre, qu'elle présente les idées

---

(1) L'esprit de vin mêlé avec l'alcali volatil concret forme un *coagulum* connu sous le nom de *Gâteau de VAN-HELMONT* (Offa Helmontii). NOT. DU TRADUCT.

(2) Le vinaigre, les acides marin, nitreux et vitriolique, mêlés avec l'esprit de vin, et traités par la distillation (excepté l'acide nitreux), donnent les différens éthers connus sous le nom d'éther acéteux, marin, nitreux et vitriolique. Ce dernier éther est employé en médecine comme antispasmodique. La liqueur minérale anodine d'Hoffman doit toute sa vertu à l'éther, n'étant que de l'esprit de vin qui tient en dissolution une certaine quantité d'éther et d'huile douce de vitriol. NOT. DU TRADUCT.

(*) Je recommande de préférence, comme abrégé, le dictionnaire de chymie de MACQUER.

I 2

de la science , dans l'ordre le plus naturel , le plus facile à saisir , et par là même , le plus agréable aux élèves. Elle est fondée , comme doit l'être une bonne méthode, sur la ressemblance et la dissemblance qu'ont entre eux les objets déterminés de la science, et ne présente les idées que dans leur enchaînement naturel , suivant qu'elles naissent et qu'elles dépendent les unes des autres.

On divise ordinairement les sciences chymiques d'après les différens buts qu'on se propose , et l'utilité qu'on peut tirer des procédés chymiques sur les corps de la nature ; ou l'on suit l'ordre des opérations , quand on veut réduire ces dernières en classes. Mais comme la plûpart des corps présentent des combinaisons différentes , d'après les différentes opérations qu'ils subissent , on est obligé de diviser dans la même proportion, leurs rapports différens , par toutes ces différentes parties de chymie , et sous toutes les opérations. Cette manière n'est propre qu'à rompre le fil et l'enchaînement qui peut donner aux élèves, de la manière la plus aisée , les idées les plus claires de tous les rapports d'un corps , et les mettre en état de raisonner sur sa nature. Les moyens de connoître un corps, le but qu'on se propose dans la recherche de ses propriétés, et l'utilité qu'on peut en retirer, sont les suites de l'ensemble de la science, et non pas des bases sur lesquelles on doive bâtir cet ensemble, à moins qu'on ne veuille renverser l'ordre de la nature. La connoissance des combinaisons des corps embrasse toute la chymie, et ce n'est que sur la diversité chymique de ces corps, qu'on peut bâtir un système. La détermination des propriétés, des forces et des effets des produits chymiques, constitue des sciences particulières qui ne sont point du ressort de la chymie. L'inconvénient de cette manière de ranger forcément tout l'ensemble de la chymie sous les divisions qui résultent des différentes opérations, est encore augmenté par l'insuffisance de certaines opérations seules pour produire un changement chymique. Il faut souvent employer plus d'une opération pour obtenir un rapport déterminé. Une pareille division seroit suffisante, si l'on ne se proposoit que de faire connoître aux élèves la manière d'examiner un corps par le moyen des changemens chymiques : mais elle n'embrasseroit point alors tout l'ensemble de la chymie ; elle n'en feroit connoître qu'une partie ; et dans ce cas, on seroit obligé, si tout devoit être conforme à la division, ainsi que l'ordre l'exige, d'omettre tous les rapports des corps qui dépendent de plusieurs opérations simultanées, ou d'admettre, en dépit de la division, des choses incompatibles avec les objets qu'on traite. La première de ces méthodes est défectueuse ; l'autre est propre à embrouiller les idées, ou du moins à empêcher

I 3

leur marche naturelle. On évite tous ces inconvéniens, par la méthode que j'ai recommandée,
et que je sais, par expérience, être la plus conforme à la nature des choses et à la capacité
des commençans. Elle embrasse en même tems
tout le domaine de la chymie, et le fait connoître d'autant plus facilement, qu'elle en écarte
toutes les descriptions qui appartiennent à l'histoire
naturelle, et toutes les explications physiques
qui concernent plutôt les vertus et les fonctions
que les combinaisons des corps. L'avantage d'une
pareille méthode est d'autant plus précieux que
le professeur est sûr d'atteindre par elle son but,
qui est de donner à ses élèves, dans le plus court
espace de tems possible, une idée générale de
cette science. Il est vrai que la détermination des
rapports chymiques a un inconvénient qui est
celui d'être obligé, quand on indique le rapport
des corps qu'on veut faire connoître les premiers,
de parler d'autres corps qu'on doit présumer n'être
pas encore connus aux élèves ; mais l'impossibilité
de commencer l'enseignement d'une autre manière,
doit excuser cet inconvénient qui est d'ailleurs
commun à toutes les méthodes possibles. Les
rapports chymiques sont compris dans une espèce
de cercle dont il est impossible de distinguer le
commencement ou la fin.

Tous les corps agissent par la force de leurs
parties constituantes ; et l'on peut conclure de

la diversité de leurs parties à la diversité de leurs actions. On voit par là la puissante influence que la chymie doit avoir sur toute la physique. L'utilité que la médecine peut en retirer, n'est pas moins manifeste. Tous les médicamens agissent en vertu de leurs propres parties constituantes, ou par les forces des parties constituantes du corps humain, et quoiqu'on ne puisse tirer de la seule connoissance des parties constituantes, une conclusion immédiate sur les vertus du corps qu'elles composent, il est cependant permis de conclure de l'analogie des parties constituantes, à une analogie d'effets ou de vertus.

Ainsi, toutes les fois que nous connoissons les parties constituantes et les effets d'un corps quelconque, nous pouvons assurer qu'un autre corps, composé des mêmes parties que celui que nous connoissons déjà, est en état de produire les mêmes effets.

Cependant, par la raison que tous les corps, tant naturels que produits par l'art, sont composés, et font par conséquent l'objet de la chymie, il est impossible au médecin-praticien de travailler tout ce vaste champ, qui exige tous les soins d'un homme libre de toute autre occupation. Il doit donc se borner aux seules connoissances chymiques qui concernent le corps humain, ou les objets qui ont une influence naturelle sur ce corps, ou enfin les substances qu'il emploie comme remèdes contre les maladies qui l'affligent.

I 4

Ainsi la *Chymie pharmaceutique* est la partie
de cette science, dont le médecin doit s'occuper
de préférence, et dont il peut d'autant moins se
passer, que la connoissance des médicamens, sans
la connoissance de leurs parties constituantes,
est très-défectueuse, et qu'elle peut donner lieu
à des erreurs funestes dans la manière de formuler. Indépendamment de cette considération,
le médecin se trouve souvent dans des circonstances qui l'obligent à composer et à préparer
lui-même ses remèdes, ou à employer, au défaut des préparations officinales, d'autres remèdes
dont il ne connoît pas encore les vertus, et qu'il
ne peut examiner que par le secours de la chymie. Cette science le met pour lors en état de
chercher et de choisir parmi les différentes substances, celles dont les parties constituantes ressemblent à celles des substances qui lui manquent.

PHYSIQUE.

DE LA PHYSIQUE.

Quoique nous ne puissions connoître les propriétés des corps, considérés jusqu'à présent comme objets de la chymie et de l'histoire naturelle, que par le mouvement de ces corps, nous les distinguons cependant de ce dernier, en ce qu'elles existent toujours dans les corps, dans toutes les circonstances et positions possibles, et leur appartiennent aussi long-tems qu'ils conservent leur propre nature.

Mais ce qui détermine plus particulièrement les limites entre ces propriétés et le mouvement, c'est qu'en les considérant en elles-mêmes, nous n'avons aucun égard aux forces et à l'action des corps.

Les corps deviennent l'objet de la *Physique*, en tant qu'ils possèdent des *forces*, en vertu de leurs propriétés, et que par ces forces, ils manifestent différens *mouvemens* relatifs aux différentes combinaisons qu'ils subissent.

Ainsi le caractère distinctif de la physique est de ne s'occuper que des phénomènes que les corps présentent par leurs forces. Elle ne peut franchir ces limites sans empiéter sur le domaine des autres sciences, et sans renverser l'ordre si nécessaire à nos idées. Pendant qu'elle cherche à déterminer la cause des forces et des mouvemens, elle doit, il est vrai, les comparer aux autres propriétés des corps, et les peser ensemble ; mais elle suppose déjà la connoissance de ces propriétés, et ne fait que compléter l'idée qu'on doit en avoir.

Nos idées sur les forces et les mouvemens des corps seroient bien obscures et bien embrouillées, si nous ne savions en même tems jusqu'à quel point chacun de ces attributs est propre aux corps individuellement, et quelle part a chaque corps en particulier à telle ou telle action.

La détermination de ce rapport s'appelle *explication physique.* Pour qu'elle soit légitime, il faut avoir égard : 1°. à la nature du *mouvement* ou de *l'action* même ; 2°. au *corps* qui la produit ; et 3°. à la *manière* dont il la produit, ou à la *force.*

Ce n'est pas ici le lieu d'examiner si le mouvement a sa raison suffisante dans la matière et dans ses combinaisons, ou si ce n'est qu'une simple passion. Il suffit de savoir que tout mouvement a lieu par la matière, en sorte que partout où nous observons du mouvement, nous pouvons sans nous tromper supposer l'existence de la matière. Cependant il est plus que vraisemblable que les corps naturels ne sont point des êtres purement méchaniques, mais que chacun d'eux participe plus ou moins à la faculté d'agir spontanément ; sans quoi la nature seroit morte, ou il faudroit que son auteur la mit sans cesse en mouvement par une action immédiate.

Si cette faculté motrice de la matière ne peut pas être méchanique, elle doit être quelque chose qui diffère de la matière ; et comme nos facultés ne peuvent saisir que les objets matériels, il s'ensuit que la connoissance de la nature de cette faculté, est absolument hors de la sphère de nos sens.

Ainsi nous ne pourrons jamais parvenir à avoir une idée complète de la manière dont les corps agissent ; ce qui doit servir d'avertissement à l'étudiant, pour qu'il se tienne sur ses gardes, autant qu'il est possible, contre toutes ces sortes d'explications par lesquelles, dans la plûpart des écoles, on pervertit le jugement des jeunes gens, et l'on oppose des obstacles insurmontables au progrès de leurs connoissances.

Il se contentera de connoître la différence des mouvemens mêmes, et la part que les corps ont à ces mouvemens ; et c'est à quoi je me borne uniquement dans cette introduction.

La physique embrasse toute la nature. Les yeux peu exercés du commençant ne sauroient saisir un champ si vaste, si on ne le divisoit pas en différentes parties.

Ainsi nous séparons de la chaîne entière des forces et des mouvemens, premièrement ceux qui sont les plus génériques, et dont la connoissance nous met à même de comprendre d'autant plus aisément les mouvemens individuels, et de les rapporter chacun à sa source. De cette espèce sont la pesanteur et les lois générales du mouvement.

Viennent ensuite les mouvemens que nous observons dans les corps individuels de notre terre, et dans ceux qui les approchent le plus ou qui sont liés en quelque manière avec eux. A cette classe appartiennent le règne de la nature, le soleil en tant qu'il agit sur nous, et les changemens de l'atmosphère.

La dernière partie de la physique comprend les changemens que nous observons dans les corps situés hors de notre globe ; elle est connue particulièrement sous le nom d'*Astronomie*.

La propriété la plus généralement répandue dans tous les corps, est la *pesanteur*, c'est-à-dire la propriété en vertu de laquelle tous les corps de notre globe se portent vers son centre.

Elle appartient sans distinction à tous les corps ; mais elle augmente ou diminue d'après les différens rapports que les corps ont avec l'espace qu'ils occupent, avec d'autres corps fluides. Si l'on écarte ce rapport, la pesanteur aura la même valeur dans tous les corps (*).

Ce différent rapport de la pesanteur se fonde sur la masse des corps, et s'appelle *poids* ou

---

(*) Une livre de fer tombe d'une hauteur donnée avec beaucoup plus de vîtesse qu'une plume ; mais sous la machine pneumatique, la vîtesse de leurs mouvemens est absolument la même.

pesanteur absolue. De deux corps égaux en volume, celui qui contient une plus grande quantité de matière, aura un plus grand poids que l'autre. Ainsi le poids des corps n'est que leur pesanteur modifiée par leur masse.

La différente direction de mouvement que prennent les corps, d'après la différence de la pression et de la résistance réciproque, a ses rapports particuliers. Les lois du mouvement des corps solides sont discutées dans cette partie de la physique qu'on appelle *méchanique*, et celles du mouvement des fluides, dans celles que l'on connoît sous le nom d'*hydraulique* et d'*hydrostatique*. On a de même désigné par différens noms, les rapports de différens autres corps ; par exemple, la science du mouvement des rayons de la lumière par celui d'*optique*, comme la science du mouvement de l'air par celui d'*aérométrie*.

A l'aide de ces lois générales, on parvient à expliquer plus aisément les lois particulières. La science des premières s'appelle *Physique générale*, laquelle doit précéder la physique particulière.

Par le secours de la physique générale, il sera plus aisé à l'élève de considérer les lois du mouvement du corps humain. La méchanique lui fournira des lumières sur le mouvement des muscles ; l'hydraulique et l'hydrostatique sur la circulation des humeurs ; l'aérométrie sur la respiration ; et l'optique sur le méchanisme de l'organe de la vue.

Toutes les forces des corps dépendent de leur structure et de leur combinaison ; et comme tous les mouvemens ont lieu en vertu de ces forces, la division la plus naturelle de ces mouvemens doit être la même que celle que nous avons exposée plus haut pour la structure et la combinaison des corps. Ainsi nous devons considérer en premier lieu les mouvemens des minéraux, ainsi que des corps qui nous paroissent mixtes.

En tant que nous considérons les corps uniquement par rapport à leurs combinaisons, tous leurs mouvemens se réduisent à la tendance qu'ils ont à s'unir réciproquement. On donne à cette tendance le nom d'*attraction*, ou lorsqu'on ne parle que des corps mixtes ou combinés, d'*affinité*. C'est de cette propriété que dépendent tous les mouvemens qui sont fondés sur la combinaison des parties.

Il est difficile de déterminer si, et jusqu'à quel point, l'attraction fait la base générale de toutes les autres forces physiques. Il est certain que partout on observe cette tendance réciproque des corps à s'unir entre eux. Mais ce qu'il y a de commun entre les deux idées peut bien n'exister que dans notre manière de voir ; quoique les forces organiques ne paroissent différer des forces méchaniques que par une plus grande sphère d'activité, et par des phénomènes plus variés et plus multipliés.

Une

Une espèce particulière d'attraction est celle qu'on observe dans l'*aimant*, qui attire le fer, et qui lui communique sa vertu magnétique. Il est encore douteux que cette propriété de l'aimant puisse opérer des changemens salutaires sur les corps organisés. Quant au *magnétisme animal*, ce n'est qu'un pur jeu de mots : car de quelque nature que puissent être les changemens qu'un corps humain peut produire sur un autre, cette dénomination ne pourroit point leur convenir ; elle ne peut signifier que la force d'attirer le fer, et de se tourner vers un point déterminé du globe.

Les *corps organiques* se distinguent de tous les autres par une *force vivante*, inhérente à leurs parties solides, et au moyen de laquelle, les fluides contenus dans elles se meuvent. Tant que ce mouvement continue d'avoir lieu d'après les lois qui lui sont propres, on dit que les corps *vivent* : aussitôt qu'il est arrêté, l'organisation détruite par l'action d'autre corps, entraîne la *mort*.

Les corps, tant qu'ils vivent, se *nourrissent*, se *propagent* par la reproduction, et le nouveau fruit de cette propagation *croît* jusqu'à une grandeur déterminée.

La *nutrition* se fait à l'aide de certains organes par lesquels les alimens sont préparés de telle manière, que non-seulement ils se changent

K

en la propre substance du corps, mais qu'ils acquièrent encore son organisation particulière et individuelle.

La *propagation* se fait par le concours des deux sexes de la même espèce. Le nouveau fruit vient de la mixtion des semences du mâle et de la femelle.

Mais il est question de savoir si ce fruit est véritablement le résultat de cette mixtion, ou s'il n'est qu'un simple développement d'un germe préexistant dans la semence même.

Dans le dernier cas, on pourroit demander si c'est dans la semence du mâle ou de la femelle, que ce germe existe.

Des deux hypothèses par lesquelles on a voulu résoudre cette question, la première veut que le germe soit dans la semence du mâle. C'est celle des *animalcules spermatiques*, et elle appartient à LEUWENHOEK. Suivant l'autre, le germe existe dans les ovaires de la femelle ; c'est le *système des œufs*, qui a pour auteur DE CRAAF (1).

Les anciens croyoient que l'embryon n'étoit que le simple résultat de la combinaison des semences inorganiques du mâle et de la femelle ; et ils avoient donné à cette espèce de propa-

---

(1) Il faut consulter KUHLEMANN, un des modernes qui ont fait le plus d'expériences sur la génération. V. *Comment. de rebus in Sc. nat. et medic. gestis.* Volum. 3. p. 618. NOT. DU TRADUCT.

gation le nom d'*épigènère* (1). Cette opinion n'étant point sujette à autant de difficultés que les autres, est en général plus vraisemblable.

La propagation sans accouplement, et par le seul développement d'une greffe ou d'une bouture, qu'on observe dans les plantes et dans les polypes, donne lieu de présumer qu'il existe dans tout le corps de ces êtres une matière qui possède la faculté de prendre, par une nourriture appropriée, la forme du corps dont elle émane. On peut par là supposer comme une chose vraisemblable, ou du moins qui n'implique aucune contradiction, que dans les êtres même qui se propagent par accouplement, la matière séminale ne contient aucun germe ni aucune force organique, mais qu'elle est seulement douée de la force ou de la faculté de prendre, moyennant la nutrition, une telle forme déterminée exclusivement à toutes les autres ; sans quoi il faudroit supposer que les branches des arbres qu'on ente, ne sont composées que de germes dans toute leur substance, puisque le plus petit rameau qu'on sépare d'elles, peut se propager de cette manière.

Au reste, il s'agit beaucoup ici de déterminer la signification du mot *développement*. Si on le

_____

(1) C'est le sentiment d'HIPPOCRATE, renouvelé de nos jours par BUFFON. ARISTOTE pensoit différemment. NOT, DU TRADUCT.

prenoit dans le sens le plus strict, on ne pourroit plus expliquer la naissance des monstres et
des animaux qui viennent de l'accouplement des
individus de différente espèce ; mais la question
sera facilement décidée , si l'on veut donner le
nom d'*organisation* à la position particulière et
déterminée des parties du corps , position qui
existe même chez les corps simplement mixtes.
S'il est certain que des parties d'un corps organique peuvent naître sans aucun développement,
pourquoi seroit-il impossible que le corps entier
se formât de la même manière ?

DE LA PHYTOLOGIE.

ON appelle *Physiologie des plantes* ou *Phytologie*, cette partie de la physique qui traite des fonctions des plantes. Le dernier de ces deux noms est celui qui lui convient le mieux. La phytologie diffère de la botanique en ce que cette dernière s'occupe, non pas des fonctions, mais simplement de la structure des plantes.

Nous nous bornerons ici à exposer les phénomènes les plus généraux des fonctions des plantes.

La *nutrition* des plantes se fait par un fluide mêlé de parties salines et huileuses, et qui, absorbé par les tendres fibriles de la racine, monte par les vaisseaux vers les parties supérieures de la plante, se change en suc propre aux plantes (1), et est rapportée par les fibres ligneuses à la moëlle et aux racines.

Cette *moëlle* est essentielle à toutes les parties des plantes; et c'est par son allongement qu'elles *croissent*.

Il se forme dans les arbres tous les ans un nouvel *aubier*, ou une nouvelle couche circulaire. C'est par le nombre de ces couches, qu'on voit

(1) C'est la *séve* changée en *suc propre* à chaque arbre. Elle monte des racines vers les tiges et les branches. Quelques physiciens prétendent qu'elle redescend vers les racines; mais ce fait qui assimileroit en quelque manière le mouvement de la séve, à la circulation du sang chez les animaux n'est pas suffisamment démontré. NOT. DU TRADUCT.

distinctement en coupant horizontalement le tronc,
qu'on connoît l'âge des arbres.

Les *feuilles* servent à exhaler le superflu des
humeurs , et à pomper l'air avec l'humidité.

Quelques plantes lèvent , croissent et meurent
en une année , sans laisser autre chose que leurs
graines ou semences ; on les appelle *plantes
annuelles*. D'autres perdent tous les hivers leurs
feuilles , portent des fruits pendant l'été ; et subsistent par leurs racines plusieurs années ; on
les nomme *plantes vivaces*. Dans les plantes qui
viennent des bulbes ou des oignons , la bulbe périt
après la floraison de la plante ; mais elle se re-
nouvelle par de nouvelles bulbes qui naissent à
ses côtés.

Il y a quelques plantes qui au lieu de semence ,
donnent des *yeux* ou des *bourgeons*. On les appelle *plantes vivipares*. D'autres se propagent à
la manière des polypes , par *bouture*.

On ne trouve les *yeux* que dans les pays froids.
Mis en terre , ils poussent souvent des racines ,
et donnent une nouvelle plante ; ils reprennent
également quand on les applique à l'écorce d'un
autre arbre ; ce qu'on appelle *enter* ou *greffer*.
Cette opération ne se fait que dans la vue de
conserver et d'améliorer un mauvais arbre , en
unissant sa racine avec l'œil d'un meilleur.

Le *pistil* des plantes , fécondé dans un tems
déterminé par la poussière des étamines , donne
le *fruit* ou la semence.

DE LA ZOOLOGIE.

Les *Animaux* proprement dits se distinguent par le *sentiment* et la *locomobilité*, ou la faculté de se transporter d'une place à l'autre.

Le *sentiment* est cette propriété des animaux, par laquelle ils sentent les actions que des corps étrangers exercent sur eux. Les nerfs sont les organes du sentiment, et c'est en eux que réside cette faculté qu'on nomme *sensibilité*, et qui distingue les animaux de tous autres corps. C'est d'après cette faculté qu'on peut calculer toutes les autres facultés animales. C'est elle qui donne la vie aux animaux ; et sans elle toutes les autres facultés seroient inertes, ou n'atteindroient point leur but.

La *locomobilité* ou la faculté de changer de place, réside dans l'*irritabilité*, propriété qui appartient uniquement aux muscles ou parties charnues de l'animal, et par laquelle ces parties, moyennant un certain *stimulus* qui ne peut avoir lieu chez les animaux vivans que par l'intermède du système nerveux, se contractent, soulèvent et mettent en mouvement les solides auxquels elles sont attachées.

Les *zoophytes* forment dans la chaîne des corps naturels, le chaînon qui lie le règne végétal au règne animal. Leur structure externe

K 4

ressemble beaucoup à celle des plantes ; mais
ils diffèrent de ces dernières par un degré de
mouvement un peu plus déterminé et volontaire
en apparence , et par la manière dont ils se
propagent. Il se forme à leur surface de nouveaux corps qui leur ressemblent parfaitement ;
et qui au bout d'un certain tems, détachés spontanément , ou séparés par l'art , continuent de
vivre et de croître.

Les *vers* suivent de près les zoophytes. Leur
économie animale est la plus simple de toutes ;
chaque individu possède les deux sexes à lui seul,
et se féconde lui-même. Souvent ils se propagent
à la manière des zoophytes ; quelquefois ils pondent des œufs ; d'autres fois ils font des petits
vivans. Il y en a qui n'existent que dans le corps
humain (1), et comme ils sont logés dans une
mucosité visqueuse et tenace, ils résistent souvent
aux remèdes les plus drastiques. La partie de la
zoologie qui traite de ces vers s'appelle *Helmin-
tologie* (2).

La propagation et l'accroissement des *insectes*
se fait d'une manière particulière et différente.
Ils naissent d'abord sous la forme de reptiles,
et on les appelle dans cet état *larves*. Après

---

(1) Et dans celui de certains autres animaux ; car on en
trouve dans les amphibies , les poissons , les oiseaux , etc.
NOTE DU TRADUCT.

(2) On compte de ces vers deux cents espèces , qui forment treize genres. V. *Jour. de Méd.* vol. 95. p. 210. NOTE
DU TRADUCT.

avoir acquis tout leur accroissement , ils s'our-
dissent une espèce d'habitation , s'y renferment
pendant quelque tems , en sortent ensuite sous
une forme toute différente (1), et continuent de
vivre et de se propager. Cette partie de la zoologie est connue sous le nom d'*Entomologie*.

Les *poissons* habitent constamment les eaux.
Ils pompent l'air par les ouies ou branchies. Par
leurs nageoires , ils peuvent exécuter différens
mouvemens ; comme en dilatant ou en contractant leur vessie aérienne , ils peuvent varier le
poids de leur corps , et aller par conséquent au
fond , ou monter à la surface de l'eau. Ils se
propagent par des œufs. Cette partie de la zoologie est désignée par le nom d'*Ichthyologie*.

Les *Amphibies* se distinguent par la faculté qu'ils
ont de vivre dans l'eau et sur terre. Leur propagation se fait pour la plûpart par des œufs.

Les *oiseaux* sont l'objet de cette partie de la
zoologie qu'on connoît sous le nom d'*Ornithologie*.
Ils sont divisés en carnivores et en frugivores.
Ces derniers ont , outre l'estomac qui est très-
musculeux , un jabot où se fait la première
digestion des alimens. Ils dorment debout , et
en se tenant sur leurs pieds , en contractant par
leur poids la membrane nerveuse qui réunit leurs

---

(1) On les nomme *Chrysalides* , *nymphes* ou *féves* tant
qu'ils se tiennent dans leur habitation. Ils prennent le nom de
Papillons , dès qu'ils en sont sortis. NOT. DU TRADUCT.

serres. Moyennant leurs aîles, ils peuvent se mouvoir dans l'air.

Dans la classe des *animaux à mammelles*, celui qui mérite notre principale attention est l'*Homme*.

DE LA PHYSIOLOGIE.

ON appelle *Physiologie* la connoissance des forces et des fonctions de l'homme.

Cependant cette partie de la physique ne s'étend point sur toutes les fonctions que l'homme exerce. On divise ces dernières en *fonctions physiques* et en *fonctions morales*. Celles - ci sont l'objet de la philosophie transcendante ; et il n'y a que les premières que la physiologie se propose pour but de ses recherches.

Nous donnons le nom de *physiques* à ces fonctions ou actions , pour l'exercice desquelles l'homme possède des forces déterminées , que la nature développe indistinctement chez tous les individus , et non pas à celles qui sont dues à un développement artificiel , et à un concours de circonstances indéterminées (*).

Ainsi la *physiologie* est cette partie de la physique qui se borne à considérer les fonctions et les actions physiques de l'homme.

(*) Il ne s'agit point ici de déterminer d'une manière précise les fonctions morales. Mais pour mieux caractériser les *fonctions physiques* , seul objet de la physiologie , je dois observer que par *fonctions morales* , j'entends non-seulement les actions qui ont par elles-mêmes de la *moralité* , mais encore toutes celles qui dépendent de l'état social de l'homme , et de l'action réciproque des individus , qui dérive de cet état. L'art d'écrire , par exemple , est selon ma définition , une action morale , parce que l'homme abandonné à sa nature et sans le secours de l'enseignement , ne sait ni ne peut écrire.

Il est difficile de faire une division naturelle des fonctions de l'homme, parce qu'elles sont toutes liées ensemble, et que leur séparation seroit un grand obstacle au progrès de nos connoissances, si elle n'observoit point les gradations de la nature.

On est dans l'usage de les diviser en fonctions *naturelles*, *vitales* et *animales*. Quoique je sois fort éloigné de vouloir disputer sur des mots, je pense cependant que dans la dénomination des fonctions du corps humain, on ne doit pas trop s'écarter de l'usage ordinaire de la langue, si l'on veut se prémunir contre des idées erronées. Comment un étudiant ne seroit-il pas choqué, en entendant donner le nom de *naturelles* à une classe particulière des fonctions du corps humain, comme si toutes les autres étoient moins naturelles? De même, les fonctions qu'on a séparées des fonctions *vitales*, ne sont-elles pas tout aussi indispensablement nécessaires à la vie que ces dernières? Et le nom d'*animales* ne doit-il pas également appartenir à toutes, puisqu'elles sont toutes le résultat de la structure animale?

Il en est de même de la division en fonctions *végétales* et *animales*. Il est certain qu'il existe une ressemblance entre les animaux et les plantes, puisque ces deux règnes de la nature sont également organiques. Mais cette ressemblance a lieu au même degré dans toutes les fonctions animales ; et il n'y en a pas une seule qui ressemble plus qu'une autre aux phénomènes que nous présentent les végétaux. Le même degré de différence qu'on observe entre les fonctions animales et végétales, s'observe entre le mouvement de la séve dans les plantes et la circulation des humeurs dans les animaux (*).

Comme je ne m'occupe ici que des idées générales, et que je les ai déjà exposées plus haut en définissant les fonctions des corps organiques, je me contenterai d'y ajouter encore quelques idées, dont on puisse par voie d'analogie tirer quelques conséquences au sujet des animaux.

Pour ce qui concerne d'abord les *fonctions vitales* du corps animal, elles paroissent avoir la même origine que toutes les autres fonctions physiques. La même gradation que nous observons dans les corps, relativement à leur composition et à leur structure, a lieu encore par rapport à leurs forces ou fonctions. Toutes les deux sont constamment dans la plus exacte et la plus in-

---

(*) C'est ainsi, par exemple, qu'on a appellé fonctions végétales la circulation du sang et les sécrétions, et qu'on a donné le nom de fonctions animales à l'action des muscles et à celle des organes des sens, par la raison que l'ame ne paroît avoir aucune influence sur les premières, et que dans les secondes la volonté semble avoir plus de part. Mais la circulation du sang n'a-t-elle pas aussi lieu par la force musculaire du cœur et des artères ? et n'y a-t-il pas des passions qui peuvent augmenter la sécrétion de la bile et de la semence dans l'homme, etc. etc. ?

séparable proportion. Mais de même que l'essence
des forces les plus communes et les plus simples
nous est inconnue, de même la nature à l'égard
du corps humain s'est cachée dans une obscurité
si impénétrable, que personne encore n'a pu l'é-
claircir. La faculté de penser d'un homme très-
instruit, est si loin de ses autres facultés physiques, qu'il paroît impossible d'y établir aucun
rapport, ou de raisonner sur la première d'après
des conséquences tirées des dernières. Cependant,
comme on ne peut pas nier que les fonctions
vitales ne dépendent de l'organisation, plusieurs
philosophes ont distingué ces fonctions d'avec
l'ame, qu'ils ont regardée comme une substance
indépendante de l'organisation et existante par
elle-même.

La *respiration* est cette fonction du corps,
par laquelle l'air entre dans nos poumons, et en
est ensuite rechassé. Les Physiologistes varient
dans l'explication de ce phénomène. La plus vraisemblable est, que l'air dilate d'abord les poumons par son *stimulus*, qu'il y pénètre de cette
manière, et que c'est la circulation du sang qui
nous contraint ensuite de l'expirer. Si l'air n'a-
gissoit pas comme stimulant, on ne pourroit concevoir pourquoi les nouveau-nés respirent aussitôt qu'ils sont venus au monde : et si après l'inspiration de l'air, le sang pouvoit passer par les
poumons sans obstacle, il nous seroit impossi-

ble de respirer pendant le sommeil, où le concours de la volonté n'a point lieu.

Depuis que nous connoissons plus exactement
la nature de l'air, nous avons acquis une idée
plus juste de l'utilité de la respiration. Cette utilité ne consiste pas uniquement, comme on le
croyoit autrefois, dans un rafraîchissement méchanique du sang; mais il paroît que l'air agit d'une
manière spécifique sur le corps animal, et qu'il
en fait une partie constituante essentielle. Son re-
nouvellement continuel est d'autant plus indispensable, qu'il est lié avec la séparation et l'expulsion du phlogistique surabondant. L'air dans
chaque inspiration vient occuper la place de la
substance phlogistique, qui se dégage par un
mouvement continuel de toutes les humeurs du
corps (1), et dont la trop-grande quantité seroit très-nuisible. Cette substance a besoin d'une
évacuation continuelle; ainsi que l'air vicié par
elle a besoin d'être renouvelé à chaque instant:
et c'est ce qui doit rendre indispensable à la machine l'inspiration d'un air pur. Aussi cette fonction
nécessaire est-elle liée immédiatement avec les
fonctions dont la continuation maintient le corps
animal.

La *circulation du sang* se fait par le cœur,

_____

(1) C'est encore d'après la théorie de MACQUER.
LAVOISIER explique ce phénomène un peu différemment.
NOT. DU TRADUCT.

les artères et les veines. Ce qui prouve que le sang est dans une circulation continuelle, en passant du cœur aux artères, et de là à toutes les extrémités du corps, d'où les veines le reçoivent pour le reporter au cœur, ce sont les considérations suivantes : 1, si l'on blesse une artère, tout le sang contenu dans le corps, sans en excepter même celui des vaisseaux les plus éloignés, s'évacue par la blessure ; 2, si on lie une artère, sa partie entre le cœur et la ligature se gonfle, tandis que celle qui est entre la ligature et les extrémités se désenfle et s'affaisse ; 3, si c'est au contraire une veine qu'on lie, elle se gonfle dans l'espace entre la ligature et les extrémités, et s'affaisse dans celui qui est entre cette même ligature et le cœur. Indépendamment de ces preuves, la structure de toutes ces parties, et toute l'économie animale concourent à constater une vérité que personne ne révoque plus en doute.

Le sang artériel passe du tronc des artères aux rameaux qui se répandent dans tout le corps, et qui fournissent aux organes sécréteurs le sang qui est nécessaire aux sécrétions.

Toutes les artères se terminent dans les veines, en formant dans l'intervalle qui les sépare d'elles, une espèce de réseau, par lequel le sang passe dans les veines.

Dans ces dernières, le sang se meut en sens contraire en passant des rameaux aux troncs ;

et

et ce mouvement est aidé par les valvules qui empêchent le retour du sang. Les veines se terminent et se déchargent dans le cœur. Celui-ci pousse de nouveau le sang qu'il a reçu dans les artères; et de cette manière la circulation n'éprouve aucune interruption.

C'est le système des vaisseaux lymphatiques, qui est pour ainsi dire le magasin du sang. Ils pompent de la surface interne et externe du corps tous les fluides, et les portent dans les vaisseaux sanguins par le canal thoracique.

Les organes sécréteurs sont destinés à diviser le sang et à le rendre propre au maintien de toutes les parties du corps. Autant ces parties sont variées, autant les humeurs qui les entretiennent doivent l'être aussi. De là la diversité des organes sécréteurs ainsi que des lois d'après lesquelles les sécrétions s'opèrent, et qui cependant ne sont pas encore déterminées d'une manière précise.

La *digestion* est une espèce de dissolution, qui se fait dans l'estomac et dans les intestins et dont les ingrédiens sont, les alimens, la salive, le suc gastrique, la bile et le suc pancréatique. La chaleur naturelle, jointe à la vertu dissolvante de tous ces sucs, produit dans ce mélange un mouvement interne, par lequel la partie nutritive des alimens extraite et préparée, est absorbée par les vaisseaux lymphatiques du canal

L

intestinal, pour être portée à la masse commune de toutes les humeurs. La partie la plus grossière ou le résidu de ces alimens, est expulsé du corps par un mouvement péristaltique des intestins.

On rapporte aux fonctions qui appartiennent exclusivement à l'homme, la *faculté de parler*, le *ris*, les *pleurs* et le *soupir*. Tous ces mouvemens sont l'expression de nos besoins. Nous les observons de même jusqu'à un certain point dans les animaux, mais beaucoup moins variés que chez nous. Le cri des animaux est une espèce de parole très-simple. Ce mouvement de la queue particulier au chien, est chez cet animal ce qu'est chez nous le ris; et ses hurlemens peuvent être comparés à nos pleurs. Nous connoissons trop peu les fonctions animales pour donner une explication physique de tous ces divers mouvemens.

La connoissance des *passions* n'appartient pas proprement à la Physiologie. Néanmoins leur liaison avec les autres fonctions organiques et leur influence sur le corps sont si marquées, qu'une étude approfondie d'elles devient indispensable pour le médecin. Cette étude devroit faire une partie essentielle de la science physico-médicale sous le titre de *Physiologie de l'ame* (*).

Dans le *sommeil*, on peut dire que l'homme

_____

(*) V. ZUCKERT, sur les passions.

est mort à un certain degré par rapport à toutes les impressions du dehors. Il n'y a que les mouvemens immédiatement nécessaires à son existence qui continuent, tels que la respiration et la circulation du sang. Il paroît de plus que la sécrétion des humeurs consumées pendant la veille se fait principalement dans le tems du sommeil.

Mais d'où vient que les fonctions du corps perdent enfin leur activité, et entraînent la véritable *mort* ? Ce phénomène, ainsi que ce qui concerne la raison de tous les autres mouvemens, est un mystère impénétrable pour nous.

Ce sont les principales fonctions du corps humain, qui cependant ne peuvent avoir lieu sans le concours de plusieurs autres moins générales. Il est certain que par nos recherches et par nos observations nous sommes parvenus à acquérir une connoissance des facultés et fonctions du corps humain, qui peut contenter un esprit médiocrement curieux, et qui est plus que suffisante pour nous procurer l'idée d'un être infiniment sage qui a présidé à la création d'un édifice si merveilleux. Mais toutes les connoissances physiologiques se bornent uniquement aux objets qui peuvent tomber sous nos sens. Tout ce qui a été dit, même par les esprits les plus clairvoyans, sur la manière dont s'exécutent ces fonctions par le méchanisme animal, n'est qu'un roman philosophique. C'est un malheur pour le commençant que de tomber entre les mains d'un professeur, dont l'esprit subtil, non content des faits que l'observation nous présente, aime mieux se perdre dans le labyrinthe des rêves physiques que d'avouer son ignorance. Ainsi l'élève doit être sur ses gardes quand il s'agit d'explications physiologiques; il ne doit adopter que celles qui sont prouvées par des observations et par des expériences constatées. Rien n'étouffe plus l'esprit et le sentiment pour la vérité, que les hypothèses. Elles peuvent tout au plus servir de passe-tems à un professeur; mais elles ne devroient jamais être étalées sur la chaire.

En enseignant la Physiologie, on lui joint souvent l'étude de l'anatomie. Cette méthode doit être d'autant moins rejetée, que les fonctions dépendent de la structure des parties; il faudroit seulement que dans ce cas on n'empruntât à l'anatomie que ce qui est nécessaire pour rendre plus sensibles et plus faciles à retenir les fonctions qu'on auroit à décrire.

Si pour suivre l'ordre naturel, j'ai fait précéder l'étude de la Physiologie par celui de la Zoologie, je n'ai pas voulu insinuer par là que l'élève dût commencer par cette dernière, et finir par l'anatomie et la physiologie du corps humain. J'ai déjà remarqué plus haut, que pour déterminer les caractères des êtres d'un règne ou d'une classe, il falloit toujours avoir égard au plus parfait d'entre eux, comme à celui qui peut servir de modèle ou de mesure d'après laquelle on puisse connoître plus facilement le reste. Le commençant par conséquent fera mieux, avant que de s'occuper des autres animaux, d'acquérir une connoissance du corps humain. Cette connoissance lui sera d'ailleurs utile dans ses études, en le mettant en état de mieux déterminer et apprécier la nature de chaque fonction, ainsi que ses différens degrés ou modifications.

MATIÈRE ALIMENTAIRE

ET

DIÉTÉTIQUE.

L 4

NOUS nous sommes jusqu'ici occupés des connoissances qui appartiennent à l'étude générale de la science naturelle, et qui sont par conséquent également nécessaires à tout homme qui ne veut pas absolument ignorer les rapports qui le lient avec la nature entière. Nous allons examiner maintenant les rapports particuliers du corps humain, dont la connoissance constitue la médecine proprement dite. Les règles relatives à la *conservation* ou à *l'entretien de la vie*, que nous allons déterminer d'une manière générale, forment le passage de la physique à la médecine.

DE LA MATIERE

ALIMENTAIRE.

L'HOMME est en état de se sustenter d'une manière très-variée, et par des alimens divers et souvent d'une nature opposée. Cependant, comme les causes diverses ne produisent jamais les mêmes effets, il est certain que tous les alimens n'exercent point une influence uniforme sur la conservation de l'homme. Déterminer ces différences, est une tâche d'autant plus importante pour le médecin, que des notions vagues sur la nature des alimens et des boissons peuvent donner lieu à des erreurs qui entraînent des suites fâcheuses pour le corps. Ainsi ce que nous appellons *Matière alimentaire* est cette science qui nous met à même de connoître l'action des alimens sur le corps humain.

Les alimens dont l'homme se sert, sont communément :

1) Le *lait.* C'est l'aliment le plus propre aux nouveaux-nés, parce qu'il est le plus analogue à la substance de leur corps. Il est encore très-utile aux personnes qui ont une grande sensibilité, et qui sont échauffées par l'usage d'autres alimens.

2) Les alimens *farino-mucilagineux.* Ils sont

tous pris du règne végétal, et conviennent le plus
à la nature de l'homme qui n'est point corrompu.
Cependant leur usage chez des personnes dont
les organes digestifs sont foibles, augmente la pituite et occasionne des vents et des obstructions.

3) Les *huileux*. A cette classe appartiennent
le beurre, le fromage et toutes les semences des
plantes qui donnent de l'huile. Toutes ces substances affoiblissent par elles-mêmes les organes
de la digestion ; mais mêlées avec d'autres alimens, elles deviennent moins nuisibles.

4) Les *doux*. Le sucre, le miel et les plantes
qui contiennent une substance sucrée, telles que
la carotte, le panais, le chervis, le raisin, la
figue, etc. sont de cette nature. Tous ces alimens fournissent une excellente nourriture, lorsqu'ils sont suffisamment combinés avec des parties
constituantes terreuses. Le sucre pur et le miel
mêlés avec les alimens, ne sont point du tout
nuisibles.

5) Les *acides*. Tous les fruits sont de cette
espèce. Non-seulement ils nourrissent, mais ils
semblent encore être un dépuratif annuel des humeurs. Aussi excitent-ils des cours de ventre
chez des personnes qui en abusent, ou lorsqu'ils
ne sont pas encore assez mûrs.

6) Les *plantes antiscorbutiques*. Elles ne
fournissent point par elles-mêmes un aliment convenable, mais elles servent à corriger les alimens

qui relâchent et qui tendent à la putridité, en suppléant au *stimulus* qui leur manque, et en prévenant la putridité à laquelle ils sont disposés.

7) Les *aromatiques*. A cette classe appartiennent tous les végétaux âcres et échauffans, qui ne fournissent jamais un aliment convenable, mais qui facilitent la digestion des autres alimens dans les corps relâchés et dans les climats froids et humides.

8) Les *poissons*. Il paroît que c'est la seule nécessité qui a poussé l'homme à chercher sa nourriture dans les animaux aquatiques. Ils fournissent un aliment très-peu convenable, augmentent la pituite, et dissolvent le sang.

9) Les *viandes*. Il en est de même des viandes, si ce n'est qu'au lieu d'augmenter la pituite, elles produisent des acrimonies, et qu'elles échauffent et dissolvent d'autant plus, que l'animal est dans un état sauvage, et qu'il appartient à l'espèce des carnivores. Mais on peut en faire un très-bon aliment en les mariant avec les végétaux, et en en usant modérément.

10) L'*eau*. Quoiqu'elle ne soit point un aliment proptement dit, elle n'est pas moins nécessaire au maintien de la vie.

11) Les *boissons fermentées*. L'habitude, la manière de vivre, et la nature du climat froid, peuvent diminuer les mauvais effets de l'usage de ces sortes de boissons. Plus elles sont concen-

trées, plus elles échauffent, attaquent les nerfs, affoiblissent la faculté digestive, et donnent lieu à des obstructions ou à des acrimonies contre nature (*).

(*) V. ZUCKERT, materia alimentaria. Berol. 1769. V. aussi son *traitement des maladies par la diete*, et sa *Bromatologie* en Allemand.

DE LA DIÉTÉTIQUE.

LA nature a prescrit à tout être créé des règles, d'après lesquelles il doit pourvoir à sa conservation, et qu'il peut suivre en vertu des forces qu'il trouve dans la construction de son corps. Mais chez l'homme ces règles sont d'une telle étendue, et si peu déterminées, que s'il vouloit user sans bornes de la liberté dont il jouit plus que tout autre animal, il franchiroit aisément leurs limites ; et il nuiroit à sa conservation. Pour prévenir cet inconvenient, on a cherché à déterminer ces lois, et à les réduire en un corps de science, à laquelle on a donné le nom de *Diététique*, ou en la considérant sous son rapport avec la physiologie, celui d'*Hygiène*.

Moins on est en état de fixer la mesure de la liberté humaine, et plus la manière dont l'homme peut conserver son existence est variée, plus il est difficile de déterminer ce qui est le plus convenable à sa nature, et le plus utile à sa conservation. L'éducation, l'habitude, le climat, la nature du lieu qu'on habite, et les autres circonstances relatives à la manière de vivre, étant très-variées elles-mêmes, doivent aussi varier la manière de se nourrir ; en sorte qu'il est difficile d'assigner précisément les bornes dans lesquelles l'homme doit se contenir.

Il est certain que l'homme peut se sustenter par le seul usage des plantes et de l'eau ; et que les alimens pris du règne végétal semblent être les plus convenables à sa nature. Mais on auroit tort de les considérer comme les alimens uniques que la nature lui ait destiné , puisque l'expérience prouve que tous les climats ne fournissent pas une quantité de végétaux également suffisante pour le maintien de l'homme , et qu'au contraire il y a des nations entières qui ne vivent que de chasse , sans que leur santé éprouve la moindre altération de ce régime. Il en est de même de nos boissons fermentées , dont les mauvais effets ne sont pas certainement aussi considérables qu'on se l'imagine , quand on veut peser exactement toutes les circonstances , et ne point attribuer à une seule des effets qui dépendent du concours de plusieurs causes. Il n'est pas douteux que moins nous faisons usage de ces facultés qui nous distinguent des animaux , et moins nous développons les facultés les plus fines de l'esprit , plus notre corps gagne en forces physiques et en activité. Mais il n'est pas moins certain que dans ce cas nous nous écartons d'autant plus de notre véritable destination, que nous nous approchons davantage de celle des animaux. Je n'assurerai point si l'usage de notre liberté relativement à nos facultés intellectuelles , nous autorise à l'usage de cette autre liberté , en vertu de laquelle nous pouvons nous sustenter par des alimens et des boissons artificielles et peu usitées ; car l'avantage qui résulte de l'usage de cette dernière liberté, est précisément opposé à l'utilité qu'on peut tirer de l'usage de la première. Plus la manière d'employer nos facultés intellectuelles est variée, plus elles sont perfectionnées. D'un autre côté plus notre régime est composé, plus il est nuisible à la santé, au lieu que le régime le plus simple est celui qui lui convient le mieux, et que bien loin de porter quelque préjudice aux facultés de l'esprit, il favorise leur développement. Cependant, comme l'homme n'est pas toujours maître du choix de son régime, et qu'il n'est point, comme les autres animaux, condamné à ne pouvoir vivre que d'une espèce déterminée d'alimens et de boissons, mais qu'il peut convertir à son usage la plûpart des productions de la nature, ce sera en vain qu'il cherchera à s'opposer au torrent de la nécessité qui l'entraîne.

Les règles particulières de la diététique doivent être tirées du tempérament particulier des hommes, de leur manière de vivre, de l'état de la société dont ils sont les membres, de l'air et du climat. Nous devons de plus nous instruire par l'expérience des effets et des suites de l'usage des différens alimens, pour que nous puissions en employer la connoissance dans cette science. Cette connoissance des effets des alimens fait une

partie

partie essentielle de la diététique; elle est à cette dernière, ce que la matière médicale est par rapport à la Thérapeutique; et la même que celle que nous avons ci-devant désignée par le nom de *matière alimentaire*.

Les règles qui peuvent avoir lieu dans toutes les circonstances et positions possibles, sont en général les suivantes.

La modération est la principale règle de la diététique. Elle affoiblit les effets nuisibles des mauvais alimens et boissons; et l'on doit d'autant plus l'observer, qu'on s'éloigne de la simplicité du régime.

En général les alimens et les boissons froides sont à préférer aux chauds. Ces derniers affoiblissent les organes digestifs; il n'y a qu'une longue habitude transmise de père en fils, et changée par conséquent en nature, qui puisse contre-balancer les effets nuisibles qui résultent de leur usage.

Plus le climat est chaud et sec, plus les tempéramens sont ardens, et fuient l'exercice du corps, plus l'usage des végétaux succulens, acides, farino-mucilagineux et sucrés est utile.

Mais plus le climat est froid et sec, plus on prend de l'exercice, et plus il convient de mêler les alimens végétaux avec ceux pris du règne animal. C'est ici que les boissons fermentées semblent mériter la préférence sur l'eau simple.

M

Les climats humides , et les tempéramens pleins d'humeurs, exigent des alimens plus échauffans. Le vin et les aromates conviennent principalement dans ces cas.

MÉDECINE
THÉORIQUE.

DE LA MÉDECINE

THÉORIQUE EN GÉNÉRAL.

ON parle souvent aux élèves de la division de la médecine en théorique et en pratique ; mais il est rare qu'on leur en donne une idée juste et distincte. On entend communément par *médecine théorique* l'ensemble des connoissances relatives au corps humain, que nous avons exposées à l'article Physique ; et l'on nomme médecine pratique la science qui a pour objet immédiat, le traitement des maladies. D'après cette définition, je ne connois guères de sciences qu'on ne puisse regarder comme parties constituantes de la médecine théorique, soit qu'elles aient pour objet la nature du corps de l'homme, ou qu'elles s'occupent de celle de ses facultés morales et intellectuelles. Mais cette idée auroit trop de latitude, quoiqu'il existe bien des rapports entre la médecine et la physique.

Ainsi le domaine de la médecine ne peut s'étendre au delà des phenomènes et des qualités contre nature du corps organique. Il n'y a que la connoissance de l'état contre nature du corps humain, et la cure de cet état, qui méritent le nom de Médecine.

Si l'on veut donc diviser la médecine en théoque et en pratique, on peut dire que tout ce

M 3

qui concerne l'état contre nature, appartient à la première, et que la seconde a pour objet tout ce qui se rapporte immédiatement à la cure de cet état. D'après cette définition, la pathologie appartiendroit à la théorie, comme la thérapeutique appartiendroit à la pratique. Mais cette définition n'est point exacte, et donne lieu à des idées fausses sur la nature des sciences. La thérapeutique se fonde sur la théorie tout aussi bien que la pathologie; et cette dernière est d'une origine non moins pratique que la première : en sorte qu'il est impossible de les séparer l'une de l'autre.

Il nous reste un autre point de vue, qui considéré subjectivement est le plus exact, mais qui ne peut nous mener à une science objective. C'est la connoissance des individus qui est l'objet propre de la pratique, et qui devroit par conséquent constituer la partie pratique de la médecine, comme les idées générales, tirées par abstraction de ces individus devroient être ce qu'on appelle la médecine théorique. Mais comme la science ne peut avoir pour objet que des idées plus ou moins généralisées, la connoissance des individus ne peut appartenir qu'à l'exercice immédiat de l'art.

Il ne nous reste donc d'autre moyen, que de considérer d'abord toutes les connoissances médicinales séparément et d'une manière abstraite, et ensuite dans leurs rapports naturels, savoir, telles qu'elles existent dans la nature. Ces connoissances, ainsi séparées, constituent différentes sciences qui n'étant que le résultat de la théorie, et ne pouvant être employées séparément, méritent le nom de *médecine théorique*. On les appellera du nom de *médecine pratique*, toutes les fois qu'on les aura considérées dans les rapports naturels qu'elles ont entre elles, et d'après lesquels elles doivent se suivre dans la pratique.

La médecine se divise par la théorie en trois parties principales, qui sont la Pathologie, la Matière Médicale, et la Thérapeutique. Ainsi nous allons déterminer la nature, l'étendue et les limites de chacune d'elles en particulier.

DE LA PATHOLOGIE.

LES divers corps qui peuvent agir sur l'homme, ainsi que les différentes positions incommodes, dans lesquelles il se trouve souvent par l'abus qu'il fait de sa liberté, lui occasionnent des changemens qui nuisent à sa destination naturelle, loin de l'y conduire.

De là ces phénomènes du corps humain, bien différens des phénomènes naturels, et qui font l'objet de la science appelée *Pathologie*.

Tant que les corps de la nature conservent leur structure et leur composition essentielles, leurs fonctions répondent à leur destination : on les appelle *fonctions naturelles*, et on nomme *corps sain* le corps qui s'en acquitte. Mais la modification essentielle du corps une fois dérangée, entraîne un changement proportionné dans ses fonctions ou mouvemens, auxquels on donne alors le nom de *fonctions contre nature*, comme au corps qui les produit, celui de *corps malade*. Et quoique ces fonctions soient toujours fondées sur la nature, on les appelle du nom de contre naturelles, parce qu'elles ne répondent point au but de la nature (*).

(*) La nature des muscles exige qu'ils puissent se contracter pour mouvoir les parties du corps auxquelles ils sont attachés. Lorsqu'ils sont privés de cette faculté, on dit

Cette distinction sépare en même tems la pathologie de la physique ; cette dernière ayant pour objet les mouvemens du corps qui répondent au but de la nature.

Les phénomènes contre nature qu'on observe dans le corps, portent le nom de *maladies* ; et dans ce sens la pathologie est la science des maladies.

Au reste, comme la structure animale est d'autant plus sujette à se déranger, qu'elle est plus compliquée, l'homme qui à cause de la plus grande complication de sa structure est placé à la tête du règne animal, a aussi de tout tems été plus sujet aux maladies que les animaux. Ces maladies ont encore été multipliées par la multiplication de ses forces et de ses besoins. C'est pourquoi les hommes qui vivent dans des sociétés très-civilisées sont plus sujets aux maladies, que les hommes moins civilisés et dont la manière de vivre est plus simple. Aussi le champ de la médecine acquiert-il plus d'étendue à mesure que la sphère d'activité de l'homme s'élargit ; et c'est en grande partie la cause de l'imperfection de cette science, l'expérience des tems passés étant toujours insuffisante pour les tems suivans,

---

qu'ils sont dans un état contre nature ; et quoique la cause de la perte de cette faculté soit en elle-même très-naturelle, elle n'est pas moins contre nature, en égard au but que la nature s'étoit proposé en fabriquant les muscles.

par la raison même que le nombre des maladies augmente à mesure que les forces de l'homme se développent (*).

Comme la Pathologie en général est une science tirée par abstraction de la médecine-pratique, en tant qu'elle s'occupe uniquement de la connoissance des maladies, sans se mêler de leur traitement, elle admet à son tour quelques autres subdivisions.

Elle se divise premièrement en *Diagnose* et en *Prognose*. La première nous enseigne à connoître la forme, le cours, la nature et les causes des maladies; la seconde détermine les signes par lesquels nous pouvons juger la terminaison heureuse ou funeste d'une maladie.

La diagnose a aussi ses divisions particulières. Lorsqu'elle se borne à déterminer les noms de chaque phénomène maladif, on lui donne le nom de *phénoménologie*. Elle n'est autre chose que la *terminologie* de la science pathologique; et elle a le même rapport avec cette dernière qu'a la

_____

(*) Nos ancêtres, par exemple, plus modérés que nous, ne connoissoient point toutes ces maladies qui doivent leur origine aux boissons chaudes et narcotiques de café, de thé, de chocolat, etc. Menant une vie plus simple et plus active, ils n'avoient non plus aucune idée de ces maladies connues sous le nom de *vapeurs*, ni de ce relâchement des nerfs, qui est le fruit du raffinement que nous mettons à satisfaire nos besoins. D'un autre côté, l'étendue de nos rapports commerciaux et la découverte de nouvelles contrées, nous ont encore procuré des maladies inconnues à nos pères.

définition d'un mot avec la définition de la chose même. Et comme les phénomènes s'appellent aussi symptômes, on pourroit encore lui donner le nom de *symptomatologie* ; mais comme on attache aisément à ce dernier mot une idée accessoire, il est plus sûr de s'en tenir au premier (*).

La connoissance scientifique des objets individuels, étant nécessairement sujette à bien des répétitions, seroit trop étendue et trop vague, si l'on ne portoit ces objets sous certains articles plus ou moins généraux. Une telle liaison systématique des maladies porte le nom de *Nosologie*, et fait une partie essentielle de la diagnose, qui sans elle ne sauroit avoir une forme scientifique.

Quand on examine le rapport que les phénomènes ont avec leurs causes, on appelle cette partie de la science des maladies *Aitiologie* : et comme la connoissance des causes fait une partie essentielle de la diagnose, on ne peut non plus séparer l'Aitiologie de la Pathologie.

Dans les écoles, on traite communément comme une science particulière cette partie de la pathologie, qui nous présente les phénomènes comme des signes, à l'aide desquels nous pouvons

---

(*) Si l'on entend par symptôme non-seulement chaque phénomène particulier, mais encore les phénomènes qui peuvent arriver accidentellement à une maladie quelconque, la symptomatologie signifieroit plus que la terminologie : mais elle seroit par cela même une partie inséparable de la pathologie considérée dans son ensemble.

prononcer sur le cours et la terminaison des maladies. On lui donne le nom de *Séméïotique*.

On divise les signes :

a) En *Signes anamnestiques*. C'est lorsque par
des circonstances passées nous jugeons des circonstances actuelles , ou réciproquement lorsque
par les circonstances actuelles nous jugeons des
circonstances passées.

b) En *Signes diagnostiques*. Ce sont les phénomènes actuels qui nous mettent à même de
prononcer sur l'état actuel de la maladie. Parmi
ces signes , celui qui caractérise l'espèce de la
maladie , s'appelle *signe pathognomonique*.

c) En *Signes prognostiques*. Ce sont des phénomènes passés et présens par lesquels nous jugeons de l'état futur de la maladie.

Mais , quoique la division en plusieurs sciences
de la médécine-pratique puisse être utile au commençant , elle ne doit pas être cependant poussée
trop loin. La séparation des idées étroitement
liées ensemble , telles que la Nosologie, l'Aitiologie et la Prognose , étant forcée et très-peu naturelle , nuiroit à l'instruction loin de la rendre
facile. Il est donc plus à propos de faire marcher ensemble la prognose avec l'aitiologie : d'autant plus que les notions de ces deux sciences
se soutiennent et s'éclaircissent mutuellement ,
et que le point de vue sous lequel on considère
les phénomènes comme signes , n'appartient pas

exclusivement à la seule Prognose, mais qu'il se rapporte à toute la Pathologie.

On divise d'ailleurs la Pathologie en *générale* et en *particulière*.

La *Pathologie générale* comprend les notions qui appartiennent à toutes les maladies. La *Pathologie particulière* s'occupe des maladies particulières. Je dois me borner ici à la première, d'autant plus que la seconde est une partie essentielle de la médecine-pratique.

La structure et la composition si compliquées du corps humain produisent des effets tout aussi compliqués, que nous pouvons séparer par abstraction les uns des autres, mais qui n'existent point séparés dans la nature (*).

Il est à la vérité des effets simples et particuliers pour nous, et qu'on ne peut séparer par une division artificielle (**); mais toutes les fois que plusieurs de ces effets sont liés ensemble, ils ne sont plus susceptibles d'une séparation naturelle, à moins de vouloir détruire l'ensemble qui résulte de leur union (***).

(*) L'inflammation, par exemple, est toujours accompagnée de douleur, de tumeur et de rougeur. Nous pouvons séparer par abstraction ces trois phénomènes; mais la cause suffisante d'une pareille inflammation, ne peut jamais occasionner une douleur pure et simple.

(**) La douleur d'une partie déterminée du corps n'est pour nous qu'un effet particulier, qui existe réellement par lui-même dans la nature.

(***) C'est ainsi que nous voyons en effet les trois signes de l'inflammation exister chacun séparément; mais alors il n'y a plus d'inflammation.

Ainsi toutes les fois que nous observons un effet particulier existant par lui-même, ou plusieurs effets liés ensemble et dépendans d'une cause commune, nous pouvons dire qu'il y a une maladie spéciale, c'est-à-dire, une maladie qui existe réellement dans la nature.

Lorsque nous observons un certain nombre de phénomènes dans le corps humain, qui ne sont point liés ensemble, mais dont une partie tient à des causes différentes et indépendantes de celles qui produisent l'autre partie, l'idée ou l'ensemble de ces phénomènes contre nature porte le nom de *maladie compliquée* (*).

Lorsqu'enfin nous considérons séparément chaque phénomène ou effet particulier, qui n'existe par lui-même dans la nature, et qui ne forme une maladie spéciale qu'en tant qu'il est uni à d'autres phénomènes, nous appellons ce phénomène *maladie simple*, *maladie par abstraction* ou *symptôme*. (**).

(*) Si, par exemple, chez un malade qui se plaint des douleurs de la pierre, nous nous assurons de l'existence d'une pierre dans la vessie, nous savons que cette dernière est la cause de sa maladie. Mais ce malade peut en même tems par des erreurs de régime, ou par la passion de la colère, tomber dans une fièvre quarte, dont la cause ne réside point dans la pierre, mais dans une altération de la bile et dans une certaine irritation des nerfs. Dans ce cas sa maladie, de simple qu'elle étoit, devient compliquée.

(**) Le pouls vîte, par exemple, considéré en lui-même ne constitue point la fièvre ; il n'est qu'un de ses symptômes.

Si toutes les fonctions naturelles du corps humain dépendent de sa structure et de sa composition naturelles, toutes les maladies doivent de même dépendre de sa structure et de sa composition contre nature.

D'après la définition que nous avons donnée du mot *maladie*, il n'y a que les mouvemens contre nature dans le corps humain qui méritent ce nom. Tout ce qui n'est qu'un simple état contre nature des parties constituantes du corps appartient aux causes des maladies. C'est en quoi consiste la véritable distinction entre les maladies considérées en elles-mêmes, et leurs causes, qui sans cela seroit vague et incertaine. Et ce n'est que l'obscurité qui règne dans les mouvemens contre nature, qui nous force souvent à nous servir dans la définition des maladies mêmes, des états contre nature des parties constituantes, comme de signes qui caractérisent ces maladies et les distinguent des autres. Cet inconvénient cependant, pourvu que nous ayons constamment sous les yeux la véritable distinction, loin d'occasionner quelque confusion, nous aide à mieux saisir la nature des maladies, par la raison qu'il est plus aisé de connoître d'une manière distincte l'état de la matière, que ses différens mouvemens.

Pour avoir une idée complète des causes des maladies, ce n'est pas assez que d'y rapporter toute organisation et toute mixtion contre nature.

Il faut de plus regarder comme causes tous les objets externes qui agissent constamment sur le corps humain, et qui peuvent avoir sur lui une mauvaise influence.

Ainsi les causes des maladies se divisent en *internes* et en *externes* (*).

Mais les causes internes mêmes ne doivent pas toujours leur origine uniquement à la structure et à la mixtion contre nature des parties. La réaction que les facultés de l'esprit exercent sur le corps, est féconde en causes de maladies, aussi fréquentes et aussi actives, que celles qui sont dûes à l'état contre nature des parties (**).

Plus la structure d'un corps est compliquée, et plus il y a des ressorts qui contribuent à son mouvement, plus la chaîne des causes de ce mouvement est grande. Pour que nous pussions déterminer chaque ressort, ou, ce qui est la même chose, chaque cause particulière, il nous faudroit connoître à fond tout l'enchaînement de chaque rapport particulier et la valeur de ce que chaque partie constituante contribue. Mais l'imperfection de nos connoissances à l'égard du corps humain rend la détermination des causes particulières im-

---

(*) Un air chargé de miasmes putrides est la cause externe d'une fièvre putride, comme la dissolution du sang occasionnée par cet air, est la cause interne de cette même fièvre.

(**) Qui ne connoît pas les effets des passions sur le corps humain ?

possible

possible. Tout ce que nous pouvons distinguer dans ce cas se réduit à nommer *cause prochaine*, la cause qui avoisine le plus le mouvement vicieux ou contre nature, et à donner à toutes les autres le nom de *causes éloignées* (*).

Sans vouloir donner la solution d'un problème si difficile, nous employons d'autres divisions de causes, qui plus faciles à déterminer ne sont pas moins utiles.

L'ensemble des causes qui produisent effectivement une maladie, s'appelle *cause suffisante*; mais chacune de ces causes, qui séparée des autres ne peut occasionner cette même maladie, est connue sous le nom de *cause insuffisante* (**).

On appelle *causes prédisposantes*, les causes qui consistent dans la structure et dans la mixtion mêmes du corps, et qui pour produire une maladie déterminée n'attendent que le concours d'autres causes; et ces dernières qui décident par leur concours la naissance de la maladie, portent le nom de *causes occasionnelles* (***).

(*) L'acrimonie d'une bile contenue dans l'estomac est la *cause prochaine* du vomissement qui en résulte; mais les alimens indigestes, la colère, le chagrin et le spasme de la vésicule du fiel en sont les *causes éloignées*.

(**) L'abus du vin est une *cause insuffisante* de la podagre; mais une acrimonie congéniale du sang, une fibre forte, l'irritabilité des nerfs, unies avec une vie voluptueuse, en constituent la *cause suffisante*.

(***) Une grande sensibilité des nerfs et des muscles dispose le corps aux spasmes, et s'appelle par cette raison *cause*

N

La division des causes en matérielles et formelles, est la plus importante pour la pratique. J'appelle *cause matérielle*, ce qui résulte d'abord dans le corps, du concours et de l'action simultanée de la cause prédisposante et de la cause occasionnelle, qui produit par son action la maladie, et dont la destruction la guérit. Cette cause diffère des autres en ce que c'est immédiatement sur elle que les moyens de guérison sont et doivent être dirigés (*).

Je donne le nom de *cause formelle* à cet état du corps, à l'aide duquel la cause matérielle prend une direction déterminée, et produit précisément telle ou telle espèce de maladie exclusivement aux autres. Elle ne diffère de la cause prédisposante, qu'en ce que cette dernière est moins générale, et qu'elle peut être regardée plutôt comme une espèce de cause formelle (**).

---

prédisposante ; mais si ces spasmes sont excités par une irritation effective de ces parties, produite par les vers, on donne à ces derniers le nom de *cause occasionnelle*.

(*) Par exemple, l'état inflammatoire des solides et des fluides est une cause matérielle d'une fièvre inflammatoire ; et c'est contre cet état que doivent se diriger tous les moyens de guérison.

(**) Des poumons d'un tissu lâche et disposés aux congestions, sont la *cause formelle* de la péripneumonie, toutes les fois que cette dernière est produite par un état inflammatoire général. Si les poumons ainsi disposés ne s'enflamment que par un échauffement immédiat, sans qu'un état inflammatoire général ait précédé, alors cette disposition des poumons s'appelle *cause prédisposante*.

Il résulte de la structure compliquée du corps humain, ainsi que des rapports réciproques de ses facultés, une telle complication de toutes ces causes, que pour déterminer une maladie spéciale et individuelle, il est indispensable d'avoir sans cesse sous les yeux leur ensemble. On est exposé à commettre les erreurs les plus funestes, toutes les fois qu'on examine isolément une cause, sans avoir aucun égard à ses rapports avec toutes les autres.

Il n'en est pas de même, lorsqu'il s'agit de de se former des notions générales. Dans ce cas il est non-seulement permis, mais même nécessaire de faire abstraction de ces causes. Il est question alors de rencontrer le véritable point de vue, sous lequel il faut les considérer.

Il s'agit de plus dans la formation des notions pathologiques générales, de trouver parmi les différentes divisions celle qui est la plus conforme à la division naturelle.

Comme chaque déviation ou diversité d'un phénomène suppose une pareille déviation dans la cause qui l'a produit, et que deux phénomènes divers ne peuvent jamais dépendre d'une même cause, il s'ensuit que la diversité des mouvemens contre nature indique en même tems celle de leurs causes. Ainsi, dans la détermination des notions pathologiques générales, la division fondée sur la ressemblance ou la dissemblance des mouvemens, doit nécessairement être la plus conforme à la nature des maladies.

Mais l'organisation si variée des parties du corps, fait que la même cause produit souvent des effets bien différens (*); ou que réciproquement des causes bien différentes contribuent à produire le même effet (**), quoique les effets soient toujours relatifs à l'ensemble des causes.

Ainsi, dans la division des maladies, on doit en même tems avoir égard à leurs causes, soit pour avoir une règle d'après laquelle on puisse déterminer leur ressemblance naturelle, soit pour découvrir le rapport des causes avec les maladies, afin de pouvoir par ce moyen déterminer d'une manière plus sûre le traitement qui leur convient.

Les phénomènes du corps humain sont le résultat des différentes causes externes et de l'action réciproque que ses parties ont les unes sur les autres. Si chaque partie pouvoit manifester

***

(*) Lorsque la matière de l'inflammation se jette sur le diaphragme, on observe des phénomènes tout-à-fait différens de ceux qui résultent d'une inflammation des intestins. Le venin de la vipère peut être pris intérieurement à pleine cuiller sans produire aucune altération dans le corps, tandis qu'extérieurement quelques gouttes de ce même venin versées sur une plaie, peuvent occasionner la mort.

(**) Le hoquet, par exemple, n'est souvent que l'effet de la foiblesse et de la sensibilité de l'estomac, sans qu'il en résulte aucun inconvénient; mais lorsqu'il se manifeste dans une fièvre maligne, il dépend de causes tout différentes, et annonce le plus grand danger.

son mouvement particulier, sans la participa-
tion des autres, et qu'elle pût tomber immédiatement sous nos sens, il ne seroit pas si difficile
de découvrir le rapport des causes avec les maladies ; et aidés par la chymie et par l'histoire
naturelle, nous serions en état, du moins autant qu'il faudroit pour faire une division, de
déterminer la nature des maladies, ou ce qui
est la même chose, le rapport qu'elles ont avec
leurs causes.

Mais la connoissance que nous avons du corps
humain, ainsi que des autres corps, qui par leur
influence contribuent à ses actions, est très-imparfaite ; et il est d'ailleurs rare que nous puissions
observer immédiatement par nos sens extérieurs
sa structure et sa mixtion contre nature. Ces défauts nous obligent d'avoir recours à d'autres phénomènes, pour raisonner sur l'état des causes ;
et voilà pourquoi nous n'en avons le plus souvent que des notions relatives.

Nous avons à cet effet différens moyens,
dont chacun en particulier seroit insuffisant, mais
qui réunis ensemble se prêtent un secours mu-
tuel. Les principaux de ces moyens sont les
suivans.

En connoissant les causes des changemens naturels du corps humain, nous pouvons jusqu'à

un certain point connoître les causes d'un changement contre nature (*).

Nous pouvons de même par la connoissance de la nature des objets qui agissent sur le corps humain, parvenir à la connoissance du changement contre nature qu'ils pourroient avoir opéré sur lui (**).

L'ouverture des cadavres nous indique, sinon toujours, la nature des causes morbifiques, du moins leur siége, leur forme externe; et si ce n'est point les causes mêmes qu'elle nous indique, du moins nous montre-t-elle les suites par lesquelles nous pouvons, à l'aide d'autres connoissances, parvenir jusqu'à un certain point à celle de leur nature (***).

Les remèdes enfin par leur manière d'agir sur le corps malade peuvent nous découvrir la cause d'une maladie. Deux maladies diverses qui cèdent aux mêmes remèdes nous permettent de conclure que leurs causes respectives, si elles ne sont pas tout-à-fait les mêmes, ont du moins un grand rapport entre elles; de manière que si

---

(*) La Physiologie peut nous aider à acquérir plusieurs connoissances pathologiques. Un mouvement contre nature de la bile annonce des vices dans ses organes sécrétoires.

(**) Les émanations des substances animales putréfiées dissolvent les humeurs du corps; par conséquent les maladies qui résultent de cette dissolution appartiennent à la classe des maladies putrides.

(***) En trouvant du pus dans un corps disséqué, nous sommes autorisés à conclure qu'il y eût une inflammation.

nous connoissons d'ailleurs la nature de l'une de ces maladies, nous pouvons aussi connoître celle de l'autre (*).

Tous ces moyens nous mettent en quelque manière en état, dans la détermination des notions pathologiques, de considérer en même tems les causes des maladies; ils nous apprennent à distinguer parmi les divers phénomènes, ceux qui étant généralisés peuvent nous conduire à découvrir la ressemblance des maladies. Et quoique dans la plûpart des cas, nous ne soyons pas assez heureux pour prononcer d'une manière positive sur la nature des causes, nous pouvons du moins conclure avec assez de certitude que la ressemblance des maladies, observée par les moyens que je viens d'exposer, indique en même tems une ressemblance dans leurs causes, malgré l'ignorance où nous somines par rapport à leur nature.

Il s'ensuit de là que dans la détermination des caractères pathologiques, c'est non-seulement aux divers phénomènes, mais principalement à leurs causes qu'il faut avoir égard, et que nous ne

_____

(*) La guérison d'une épilepsie périodique par les mêmes remèdes qui guérissent une fièvre intermittente-bilieuse, nous autorise à conclure que ces deux maladies, malgré la diver, sité de leurs phénomènes, se ressemblent beaucoup relati. vement à leurs causes, et que toutes les deux peuvent être occasionnées par une trop grande sensibilité du système ner, veux et par une acrimonie bilieuse.

N 4

devons regarder comme caractères, que les signes qui nous conduisent en même tems à la
découverte des causes de la maladie (*).

C'est pour cette raison que dans la détermination des principales classes des maladies, nous
aurons toujours égard aux phénomènes qui indiquent les principales et les plus importantes causes du corps malade. Ce qui lie ces dernières
avec d'autres causes moins importantes, ou qui
les en éloigne, nous fournira pour lors les subdivisions de ces mêmes maladies.

(*) Toutes les fois, par exemple, que nous observons
dans un certain nombre de maladies le symptôme de la fièvre pleuritique, et que nous pouvons en même teins, soit
par les causes antécédentes, soit par le traitement, conclure que ces maladies ne dépendent pas toujours des mêmes
causes, mais qu'elles sont produites par une acrimonie tantôt
phlogistique, tantôt bilieuse et consensuelle, nous ne devons
point ranger ces maladies sous la même catégorie, ni faire
du symptôme pleuritique un signe caractéristique : nous devons plutôt chercher ce dernier parmi les phénomènes qui
nous conduisent à la connoissance de différentes causes.

DE LA MATIÈRE

MÉDICALE.

ON appelle *Matière médicale*, la science ou la connoissance des vertus des remèdes.

Les *remèdes* sont des corps naturels ou artificiels, qui possèdent la vertu de faire disparoître par leur usage externe ou interne, l'état du corps malade, et de rétablir la santé.

D'après cette distinction des remèdes par rapport à leur usage et à leur origine, on divise cette science en *matière médicale* proprement dite, qui est la science des vertus des remèdes simples et tels que la nature les offre, et en *Pharmacologie*, qui s'occupe des remèdes préparés par le secours de la chymie.

On la divise de plus en *Matière médicale* et en *Matière chirurgicale*. Cette dernière a pour objet les corps appliqués extérieurement, et qui n'agissent sur le corps que d'une manière purement méchanique.

Ces corps qu'on appelle *instrumens chirurgicaux*, doivent également faire partie de la science, d'autant plus nécessaire au chirurgien, que dans les opérations il s'agit souvent non-seulement du méchanisme, mais encore de l'état physique des instrumens.

Cependant nous ne comprenons ici sous le nom de matière médicale, que les substances simples ou composées, qui changent le corps humain d'une manière physique par leur application externe ou par leur usage interne.

L'emploi des médicamens dans les maladies exige qu'on sache par expérience d'une manière précise, qu'un remède est utile dans un cas déterminé, ou qu'on puisse conclure par un raisonnement légitime et d'une manière probable, qu'il peut y être utile.

La connoissance des vertus des remèdes doit son origine au seul empirisme. Sans le secours d'une expérience immédiate, elle n'auroit pu naître, ni parvenir à un certain degré de certitude. Mais cette connoissance une fois acquise nous pouvons la généraliser, et conclure par analogie ainsi que par l'enchaînement des causes, du connu à l'inconnu, de ce qui est constaté par l'expérience, à ce dont nous n'en avons encore aucune.

L'expérience immédiate est sans contredit toujours la voie la plus sûre ; mais si nous voulions nous borner uniquement à elle, la médecine seroit incapable de s'améliorer par la théorie, et ses progrès ultérieurs ne dépendroient que des cas fortuits. D'ailleurs nous manquons souvent des remèdes indiqués ; ce qui nous oblige de les remplacer par d'autres, en suivant les règles de l'analogie.

Il est constant que les effets et les vertus de chaque corps dépendent de sa mixtion et de sa structure particulières. De quelque nature que ces vertus puissent être, il est certain qu'elles sont toujours relatives à la mixtion et à la structure du corps, en sorte qu'on peut conclure sans se tromper, que deux corps dont la mixtion et la structure sont les mêmes ou semblables, sont doués de mêmes ou semblables vertus.

Ainsi, quand on connoît par expérience la vertu d'un corps, on peut conclure de cette dernière à la vertu encore inconnue d'un autre corps, qui ressemble au corps connu par la mixtion et par la structure (*).

Nous sommes également fondés à conclure réciproquement que des corps dont la structure et la mixtion ressemblent à la structure et à la mixtion des corps connus par l'expérience, doivent aussi posséder des vertus analogues à celles de ces derniers (**).

Il est par conséquent nécessaire de s'appliquer à la connoissance des circonstances sur lesquelles est fondée la vertu des remèdes, ou ce qui est

---

(*) Si nous savons, par exemple, qu'un sel composé d'acide nitreux et d'alcali végétal possède une vertu résolutive et rafraîchissante, nous pouvons conclure que cette vertu doit se trouver par-tout où une pareille composition a lieu.

(**) En connoissant par une expérience immédiate la vertu antiseptique des acides végétaux, nous pouvons attribuer une pareille vertu aux acides minéraux.

la même chose d'acquérir une connoissance théorique des propriétés de ces remèdes.

L'effet de chaque remède est le résultat aussi
bien de la substance du corps médicamenteux,
agissant, que du corps humain sur lequel il agit.
Mais comme les forces vivantes de ce dernier
ont souvent plus de part à l'effet que le remède
même, il est manifeste que la détermination d'un
tel effet suppose la connoissance du corps humain
sain aussi bien que malade, et par conséquent
la Physiologie et la Pathologie.

Et comme de plus la part que les remèdes
ont à l'effet qu'ils produisent conjointement avec
le corps humain, est fondé sur leur structure et
sur leur mixtion, il s'ensuit que l'étude de l'histoire naturelle et de la chymie est indispensable
à celle de la matière médicale.

Enfin, comme le degré de chaque effet dépend du degré de la vertu, et que celle-ci à son
tour dépend de la masse, il faut dans la détermination des effets avoir toujours égard à la dose
des remèdes.

De cette manière nous nous mettons en état
de déterminer les effets des remèdes, connus par
l'expérience, de les expliquer, et d'en tirer par
abstraction des notions générales pour les appliquer ensuite sur des remèdes, dont les effets
nous sont encore inconnus.

Mais tous ces avantages ne sont point sans inconvéniens. Comme la connoissance que nous avons de la structure et de la mixtion des corps est encore très-imparfaite, il est d'autant moins prudent de se reposer entièrement sur les conclusions qu'on peut en tirer, que la moindre erreur dans la connoissance des effets des remèdes peut être nuisible. Plus la mixtion des corps est compliquée, plus elle se dérobe à nos recherches (*). D'ailleurs, ce n'est pas seulement la connoissance des parties constituantes en elles-mêmes qu'il faut avoir, quand il s'agit de prononcer sur la vertu des remèdes ; mais on doit principalement être au fait de la manière dont ces parties se combinent, et qui est souvent déterminée par de très-petites circonstances (**).

Ainsi c'est à l'observation pratique à mettre le sceau de la certitude à toutes les connoissances théoriques de la matière médicale (***). La théorie nous fraye le chemin ; mais nous en serions bientôt égarés, si nous n'y étions pas conduits par la pratique.

(*) La plûpart des plantes contiennent dans leur combinaison des parties qui échappent absolument à nos sens. Qui pourroit connoître cette substance subtile qui donne aux plantes narcotiques cette vertu qui leur est particulière?

(**) Quelle plus grande ressemblance des parties constituantes que celle qu'on observe entre le sublimé corrosif et le mercure doux! Ces deux substances ne diffèrent qu'en ce que dans la première l'acide marin n'est point assez saturé de mercure ; et cependant quelle différence dans leurs effets !

(***) Il ne suffit point d'observer que l'écorce du saule et

Comme dans toutes les sciences, c'est d'après la ressemblance des objets, dont elles s'occupent, qu'il faut former les notions générales, on doit de même prendre pour fondement de la division de la matière médicale la ressemblance des effets des remèdes.

Mais l'obscurité, l'incertitude, ainsi que la diversité de ces effets, qui dépend souvent de l'état du corps, de la dose et d'autres petites circonstances (*) rendent cette division extrêmement difficile. Le même remède doit par conséquent être placé sous divers titres; et pour lors on ne pourroit guère acquérir la connoissance nécessaire de toute son activité.

Aussi quelques médecins ont-ils bâti le système de la matière médicale sur la ressemblance naturelle de la structure (**). Mais comme dans la minéralogie, il est impossible de former un système naturel, uniquement fondé sur la ressemblance ou la diversité de la structure, de même nous connoissons encore trop peu la structure

---

celle du quinquina se ressemblent par leur combinaison respective; il faut encore prouver par l'observation pratique, si ces deux corps sont effectivement semblables, comme ils paroissent l'être.

(*) Les émétiques administrés à de petites doses deviennent d'excellens résolutifs; les diurétiques agissent dans certains cas par la sueur; et l'opium peut être regardé tantôt comme un remède fortifiant, tantôt comme un remède affoiblissant.

(**) V. MURRAY, apparatus medicaminum, Gotting. 1776

essentielle des plantes, pour pouvoir déterminer leurs rapports naturels. Il est vrai que les plantes, par exemple, *papilionnacées* fournissent pour la plûpart des semences qui sont des féves alimenteuses; que presque toutes les plantes *siliqueuses* ont des vertus antiscorbutiques; et que presque toutes les plantes *verticillées* sont cardiaques : mais ces règles ont encore tant d'exceptions, qu'il seroit extrêmement dangereux de vouloir les généraliser. C'est ainsi qu'on place dans la même famille des plantes *lomentacées*, le *séné*, le *tamarin*, le *cachou* et le *bois de campéche*, (*hæmaloxylon*); que la *gratiole* et la *véronique* sont rangées sous la même classe, quoiqu'elles possèdent des vertus différentes; que la *ciguë*, la *carotte* et le *cerfeuil* appartiennent à la même famille : et que réciproquement on met sous diverses classes ou familles des plantes qui possèdent des vertus semblables. Presque tous les *solanum* sont vénéneux; cependant c'est à cette même famille qu'appartiennent le *coqueret* ou *alkékenge*, et la *pomme de terre*, qui, comme on sait, fournit un excellent aliment.

D'autres ont suivi les règles de la chymie en divisant les remèdes d'après la différence de leur combinaison (*). Cette méthode est sans inconvénient pour les substances qui ne sont que

---

(*) V. CARTHEUSER, Fundamenta materiæ. medicæ. Francof. 1767.

composées ; mais quant aux plantes , nous n'avons pas encore assez de connoissances certaines sur leur combinaison , pour pouvoir y fonder un système pratique.

En un mot, pour écarter toutes les difficultés qui se présentent en foule contre la théorie des vertus et des effets des remèdes, il ne nous reste qu'un moyen. C'est de réunir tout ce que nous connoissons sur la structure, la combinaison et les vertus des substances médicamenteuses, et de généraliser l'idée qui résulte de cet ensemble, de manière que les rapports naturels de ces substances éprouvent la moindre violence possible, et que la chaîne de la nature ne soit pas tout-à-fait rompue. Ainsi, comme dans la minéralogie, nous avons déduit des notions réunies de structure et de combinaison, les caractères qui nous ont servi à diviser les minéraux ; nous procéderons de la même manière dans la division des remèdes.

La méthode la plus sûre et la plus instructive seroit donc, de caractériser les classes et les ordres d'après la différence de la combinaison et de la structure, et les genres et les espèces d'après celle des vertus. La nature de la science exige une pareille méthode ; et le défaut de caractères spéciaux chymiques par rapport aux plantes, nous oblige de déterminer la différence générique et spécifique des remèdes d'après leurs vertus respectives.

Je

Je me contente ici de donner les différences générales des vertus et des effets des remèdes, quoique d'après les règles exposées plus haut, elles ne puissent servir qu'aux subdivisions seules, sans comprendre les divisions générales.

On divise communément tous les remèdes en *évacuans* et en *altérans*. Mais l'observation exacte nous apprend que presque tous les remèdes occasionnent plus ou moins d'évacuations; et d'un autre côté nous n'avons encore presque aucune idée précise de la vertu altérante et corrective des remèdes. La division en remèdes *généraux*, et en remèdes *particuliers*, autrement appelés *spécifiques*, paroît être plus juste. Cette dernière dénomination convient aux remèdes qui possèdent exclusivement la vertu de guérir une certaine maladie déterminée.

1. *Absorbans.*

A cette espèce appartiennent les substances calcaires. Elles servent à absorber les sucs acides qui se trouvent dans les premières voies; et les résolvent d'autant plus facilement, qu'elles contiennent plus de parties salines que de parties mucilagineuses (*).

2. *Adoucissans.*

On appelle de ce nom tous les remèdes mucilagineux et huileux, qui peuvent servir à émousser

_____

(*) Les parties osseuses des animaux sont de nature mucilagineuse; et la terre qui existe dans le sel de Sedlitz est de nature saline.

O

l'action de quelque acrimonie des premières voies.

3. Tempérans.

Ces remèdes sont de différente nature, selon la différence des causes qui occasionnent la chaleur. On les appelle *rafraîchissans*, lorsque par leur fraîcheur ils diminuent la chaleur ; mais on peut donner ce nom, même à ceux qui en général modèrent la chaleur, sans agir sur la cause déterminée qui la produit. Dans l'état inflammatoire des humeurs, les rafraîchissans sont les sels nitreux ; au contraire dans la putridité des humeurs, ce sont les sels acides, qui méritent ce nom.

4. Apéritifs.

On nomme *apéritifs* ou *résolutifs*, les remèdes qui résolvent les humeurs visqueuses et tenaces, et qui dissipent les obstructions. On les distingue en ceux qui agissent sur les humeurs visqueuses des premières voies, et qu'on appelle *solutifs* ou *digestifs* (*) ; et en ceux qui agissent davantage sur les viscères, et qui sont connus plus particulièrement sous le nom de *résolutifs* (**).

5. Antiscorbutiques.

Dans les altérations chroniques des humeurs accompagnées de relâchement des parties solides, et d'obstacles dans les sécrétions et les excrétions,

---

(*) À cette classe appartiennent les sels neutres, qui ne sont ni trop pénétrans, ni n'occasionnent des évacuations. Tel est, par exemple, le sel de tartre saturé avec le suc de citron.

(**) Tel est le *sel ammoniac*.

ces remèdes chassent, par leur *stimulus* et par leur acidité, les humeurs corrompues, et améliorent celles qui restent (*).

6. *Antiseptiques.*

C'est le nom des remèdes qui s'opposent à la putridité fébrile des humeurs (**).

7. *Alexipharmaques.*

On donne ce nom aux remèdes qui dans les fièvres chassent hors du corps le miasme contagieux, en fortifiant le système nerveux et en provoquant la sueur (***).

8. *Fortifians.*

On divise les remèdes fortifians en ceux qui agissent immédiatement sur les nerfs, et qu'on appelle *nervins* ou *analeptiques* (****); en ceux qui paroissent agir davantage sur les fibres musculaires, et qui sont connus sous le nom de *toniques* ou *astringens* (*****); et enfin en ceux dont l'action se borne au canal intestinal, et qu'on nomme *viscéraux* (******)

(*) De cette nature sont les plantes appelées antiscorbutiques, et l'air fixe.

(**) Cette vertu se trouve à un haut degré dans le quinquina et dans les acides minéraux.

(***) La *Valériane*, la *Serpentaire de Virginie* et le *Camphre* sont les principaux alexipharmaques.

(****) Tels sont le *Vin* et l'*Éther*.

(*****) Comme le *Cachou*.

(******) A cette espèce appartiennent presque tous les amers.

9. *Balsamiques.*

Comme on croyoit autrefois que les emplâtres et les onguens contribuoient à guérir les plaies et les ulcères externes par leurs vertus physiques, on a eu le même préjugé pour les plaies et les ulcères internes, en croyant que les *baumes* et les *résines* pouvoient les guérir de même (*).

10. *Anthelminthiques.*

Il n'y a que peu ou peut-être point de remèdes qui possèdent la vertu de tuer immédiatement les vers nichés dans le canal intestinal. Néanmoins il est certain que les anthelmintiques facilitent leur expulsion. On emploie la *poudre-à-vers* contre les lombrics, et la *racine de fougère* contre le ténia.

11. *Parégoriques.*

Tous les remèdes qui possèdent la vertu de diminuer le trop grand éréthisme et mouvement des solides s'appellent *parégoriques*; ils prennent spécialement le nom d'*anodins*, s'ils servent à diminuer la douleur; celui d'*antispasmodiques*, quand ils dissipent les spasmes, et celui d'*hypnotiques*, quand ils procurent le sommeil. L'*opium* tient ici le principal rang, quoique tous les *narcotiques* et les *antivaporeux* y appartiennent également. Administrés à petite dose, ils excitent une sensation agréable dans l'estomac, qui se

---

(*) La *Myrrhe*, par exemple, est un balsamique.

termine par le sommeil, quand on est en repos et à l'abri de toute irritation externe ; ou qui finit par égayer l'esprit de la manière la plus agréable, quand on est en mouvement. Ils remédient aux contractions, et servent à ce titre à calmer toutes les affections spasmodiques. Ils exercent immédiatement leur action sur les nerfs, et occasionnent ordinairement une foiblesse. Donnés à de fortes doses, ils produisent tous les phénomènes, dont nous parlerons dans la suite.

12. *Émétiques.*

Les émétiques opèrent un mouvement antipéristaltique de l'estomac et des intestins grêles, qui se change par des secousses réitérées et comme par accès en une soudaine contraction spasmodique. Par ce moyen la bile du foie et de la vésicule s'exprime et se décharge dans l'estomac, d'où elle est évacuée par la bouche avec la saburre qui se trouve dans ce dernier. Par cette même action les poumons sont secoués, et la peau se dilate en même tems. Administrés à petites doses, les émétiques deviennent d'excellens résolutifs (*).

13. *Cathartiques.*

C'est le nom des remèdes qui agissent par les selles. On appelle ceux d'une vertu légère, *la-*

(*) Les principaux émétiques sont l'*ipecacuanha* et le *tartre émétique.*

xatifs (*) , et les plus forts, *purgatifs* (**).
Les anciens croyoient que certains remèdes agis-
soient de préférence sur telle ou telle espèce
d'humeurs, et ils les distinguoient en conséquence
en *hydragogues*, *phlegmagogues*, *cholagogues*,
mélanagogues, *panchymagogues*, et *emménagogues* (***).

14. *Diaphorétiques.*

On appelle ainsi les remèdes qui favorisent la
sécrétion de la peau. On les divise en diaphorétiques légers, connus sous le nom de *diapnoïques*,
et en diaphorétiques forts, qui sont les *sudorifiques*. Les premiers sont pour la plûpart pris de
la classe des apéritifs, et les derniers de celle des
alexipharmaques.

15. *Diurétiques.*

Les *diurétiques* opèrent une congestion d'humeurs vers les voies urinaires et les vaisseaux
spermatiques ; c'est pourquoi on les divise en
lithontriptiques et en *Aphrodisiaques* (****).

(*) Les sels neutres appartiennent aux laxatifs.

(**) De cette nature sont les *cathartiques âcres*, pris du
règne végétal.

(***) La distinction du moins des hydragogues et des
emménagogues est fondée sans contredit sur la nature. Les
purgatifs appelés *drastiques*, comme la *racine de Jalap*, la
Gomme-gutte etc. agissent principalement sur les humeurs
aqueuses ; et l'*Aloès* possède la vertu particulière d'exciter
le flux hémorrhoïdal et les évacuations menstruelles.

(****) Nous ne connoissons jusqu'à présent aucun remède
lithontriptique proprement dit. Ceux qui agissent de
préférence sur les urines, doivent être appelés *diurétiques*.
On donne le nom d'*aphrodisiaques* aux remèdes qui exercent

16. *Apophlegmatisans.*

On donne ce nom aux remèdes qui favorisent l'évacuation des humeurs muqueuses par la bouche et par les narines. On appelle encore ceux qui agissent par la bouche, *expectorans* ou *béchiques*; ils sont pris ordinairement de la classe des résolutifs et des adoucissans. Ceux qui agissent par les narines, sont connus sous le nom d'*errhines* ou *ptarmiques* (*).

17. *Sialagogues.*

A la classe des remèdes qui favorisent le flux de la salive, appartiennent particulièrement les médicamens mercuriels, qui possèdent la vertu d'expulser du corps le virus vénérien par la salivation.

18. *Délayans.*

Toute espèce d'*eau* est délayante, en tant qu'elle a la propriété d'atténuer les humeurs. Les *eaux minérales* introduisent dans les plus fins canaux du corps, la petite quantité des substances minérales qu'elles contiennent, et qui deviennent par là plus utiles, que si on les prenoit en substance à des doses plus fortes et plus soutenues. Il existe d'ailleurs dans la combinaison de ces eaux, une substance particulière, caractéristique, qu'on nomme *air fixe*, et qui leur donne une vertu

---

en même tems leur action sur les vaisseaux spermatiques; mais cette dénomination est impropre, attendu que cet effet n'est qu'accidentel.

(*) Tel est, par exemple, l'*Ellébore.*

indépendante des autres parties constituantes.

Ce sont les principales classes des remèdes considérés d'après leurs vertus et leurs effets. Quoique les notions qui résultent d'une pareille division soient nécessaires au commençant, il y a cependant plusieurs cas, où elles sont, si non trompeuses, du moins vagues et incertaines. Un système fondé sur des notions semblables ne peut que produire la confusion et fournir au commençant des propositions partielles; attendu qu'un même remède peut quelquefois produire tous les différens effets exposés plus haut, selon la différence des circonstances dans lesquelles il est administré. Comme il est certain que les vertus de chaque substance sont dans un intime rapport avec sa structure et sa combinaison; comme il est à espérer que nous parviendrons enfin à pénétrer un peu plus avant dans l'intérieur de la nature; et comme enfin le commençant acquiert des idées plus justes par la description détaillée de toutes les propriétés d'une substance, que si on ne lui présentoit que quelques propriétés de cette même substance rangée sous des classes bien différentes: le système de matière médicale, où les substances sont classées et divisées d'après leurs rapports chymiques et botaniques, aura toujours l'avantage sur tous les autres systèmes.

DE LA THÉRAPEUTIQUE.

LA *Thérapeutique* nous enseigne la manière d'employer les observations acquises par la pathologie et par la matière médicale pour guérir ou du moins pour diminuer les maladies. Ainsi la thérapeutique n'est que la science de la cure des maladies.

Comme on ne peut traiter aucune maladie si on ne peut point la connoître et la juger, il s'ensuit que la thérapeutique fait partie de la médecine-pratique, dont elle n'est séparée, ainsi que la pathologie et la Séméiotique, que par abstraction. Ainsi toutes ces sciences particulières, d'après leur origine, sont des résultats de l'art de guérir, qu'on n'enseigne séparément, que pour ne pas trop charger l'esprit du commençant, en lui présentant à la fois tout l'ensemble de la science.

La cure ne peut avoir lieu qu'au moyen d'un changement opéré dans le corps malade par les remèdes. Ce changement se borne le plus souvent à ses parties fluides. L'état des solides n'est pas à la vérité tout-à-fait indépendant de celui des fluides; et nous pouvons sous ce point de vue, en travaillant sur ces derniers, agir en même tems d'une manière indirecte sur les premiers: mais le rétablissement d'une organisation détruite surpasse absolument le pouvoir de l'art (*),

Quand la cure est de nature à dissiper entièrement la maladie et les causes qui l'ont produite,
on lui donne le nom de *cure radicale* : et si dans
l'impossibilité de détruire les causes, on se borne
à en affoiblir les pernicieux effets, elle porte le
nom de *cure palliative*. On peut encore distinguer la cure en *essentielle*, par laquelle on cherche à expulser la cause matérielle de la maladie,
et en *symptomatique* qui ne s'occupe que des
causes qui n'appartiennent point à la maladie
principale. Dans ce dernier cas, la maladie est
compliquée, et l'on peut encore appeler sa cure
partielle.

La manière dont on conduit une cure s'appelle
traitement ou *méthode curative*. De plus, quand
on ne considère les maladies que dans la forme
sous laquelle la nature les présente, leur traitement porte le nom de *méthode curative spéciale*,
et la science d'une telle méthode celui de *Thérapeutique spéciale*.

Il est rare qu'on opère une cure par l'emploi
d'un seul remède ou d'un seul changement du
corps malade. Il faut le plus souvent plus d'un moyen

(*) On ne peut m'objecter ici la régénération des os
par la destruction de la moëlle des os lésés, parce que dans
ce cas le périoste, qui est la propre partie organique, n'est
point détruit.

pour atteindre le but qu'on se propose (*). Ainsi l'emploi des moyens isolés dans la cure des maladies n'existe point dans la nature ; il est le résultat de l'abstraction, et la science qui en fait son objet s'appelle *Thérapeutique générale.*

On est de plus dans l'usage de distinguer la thérapeutique en *Thérapeutique interne* et en *Thérapeutique externe.* La première est la science des maladies internes ; l'autre s'occupe des maladies externes. Mais cette division est fausse et inutile, attendu que dans la chirurgie, c'est plutôt à la nature des moyens employés, qu'au siège interne ou externe de la maladie qu'on a égard.

On divise avec plus de justesse et d'une manière plus utile, la thérapeutique, en cette partie qui nous enseigne les règles, d'après lesquelles on peut déterminer, suivre et exécuter le plan de la cure, et en cette autre qui nous instruit de la manière dont nous devons employer les remèdes déterminés par le plan de la cure. Cette dernière partie de la thérapeutique est connue sous le nom de l'*art de formuler,* ou *faire des recettes ;* mais elle est proprement une partie constituante de la thérapeutique spéciale. Les remèdes qu'il faut choisir et employer, doivent être prescrits sous différentes formes d'après le degré de la maladie,

_____

(*) C'est ainsi que la méthode antiphlogistique est composée de la saignée, de remèdes rafraîchissans, antispasmodiques et émolliens, d'une diète tenue, et d'un régime frais.

le tempérament, le goût et toutes les autres circonstances qui peuvent avoir lieu chez chaque
malade ; et il n'y a que l'expérience pratique qui
puisse déterminer la manière de les employer,
quoique ce soit à la chymie et à la pharmacologie à nous fournir les principales règles nécessaires à leur emploi.

Comme la thérapeutique spéciale fait une partie
essentielle de la médecine-pratique, j'en parlerai
à l'article de cette dernière ; je me contente ici
de déterminer les règles de la thérapeutique générale.

La cure scientifique d'une maladie, suppose
la connoissance de cette maladie ; connoissance
qu'on acquiert par les divers phénomènes qu'on
observe dans le corps malade. Chaque maladie
exige une cure particulière ; et il est par conséquent
nécessaire de savoir, quels sont les phénomènes
qui nous indiquent d'employer telle ou telle cure.

Lorsque les phénomènes des maladies nous
indiquent non-seulement la différence qu'il y a entre
elles, mais encore la cure qui convient à chacune
d'elles, on les appelle *indicans* (*).

C'est uniquement à l'aide de l'expérience qu'on

_____

(*) Il y a , par exemple, une classe de maladies qui se
distinguent de toutes les autres par la couleur jaune de la
langue, par un goût amer, par des rapports amers et par des
envies de vomir ; mais lorsque nous savons par expérience,
que par-tout où ces signes existent, l'émétique est un remède
utile et nécessaire, on appelle ces symptômes *indicans.*

peut déterminer et apprécier ces indicans. On ne peut citer jusqu'ici qu'un nombre extrêmement petit de cas, dans lesquels on soit en état de prononcer sur la cure d'une maladie par ses seuls phénomènes, sans le secours de l'analogie et d'autres expériences antérieures.

Ainsi, les indicans, par lesquels nous voulons déterminer la cure d'une maladie, doivent toujours être confirmés par des expériences antérieures réitérées, si nous voulons éviter les erreurs les plus funestes.

La conclusion que nous tirons des indicans s'appelle *indication*. Dès qu'on a de véritables indicans, on n'a plus besoin d'indication; et sans indicans, il est rare qu'une indication puisse avoir lieu. Quand on considère la chaleur vive, le pouls vîte et plein, la rougeur de la face, et la douleur pungitive du côté comme indicans de la méthode antiphlogistique, l'indication est déjà renfermée dans ces mêmes indicans, et n'en diffère que de nom. Lorsqu'au contraire on observe des phénomènes, dont on n'a aucune expérience thérapeutique, dans ce cas il ne peut guère exister d'indication. Ainsi la distinction entre l'indicant et l'indication peut valoir dans la théorie; mais elle n'existe point dans la pratique.

Les moyens ou les remèdes que les indicans nous annoncent comme propres à la guérison de la maladie, s'appellent les *indiqués* (*). Ceux-ci sont de même renfermés dans les indicans; et on ne les en sépare que par abstraction.

Comme il est rare qu'une maladie se guérisse par une seule espèce de changement; mais qu'elle exige en général l'emploi varié des différens moyens, il s'ensuit que chaque maladie doit avoir divers indicans, qui quelquefois sont opposés les uns aux autres. Ainsi on appelle *contre-indicans* les phénomènes qui s'opposent aux indicans, et qui nous avertissent de ne point agir d'après ces derniers, avant que nous ayons détruit auparavant la cause des contre-indicans (**).

Tout l'art du médecin rationel consiste dans la connoissance des indicans. Dès que ceux-ci manquent, l'art cesse, et l'empirisme prend sa place. Le domaine illimité du hasardeux charlatanisme commence là où finissent les indicans.

Ce n'est pas à dire que nous pouvons toujours lier d'une manière scientifique tous les indiqués avec leurs indicans. C'est malheureusement le cas le plus rare; et le nombre des remèdes spécifiques est à cet égard plus grand qu'on ne pense

---

(*) Les remèdes mercuriels sont les *indiqués* dans les maladies vénériennes.

(**) Les signes de turgescence d'une matière bilieuse dans les premières voies, indiquent l'évacuation de cette matière par le moyen de l'émétique. Mais une pléthore prononcée et la congestion du sang vers les parties supérieures sont des contre-indicans de l'émétique, qu'il ne faut pour lors administrer qu'après avoir diminué la pléthore.

communément. Mais pourvu que les indiqués soient de véritables indiqués, c'est-à-dire, pourvu que le rapport des phénomènes indicans avec les remèdes indiqués soit constaté par une induction suffisamment riche, nous avons tout lieu d'être contens de l'art, et nous devons laisser au tems et à l'expérience des siècles à venir, le soin de le perfectionner, et de l'élever au rang des sciences.

MÉDECINE

MÉDECINE

PRATIQUE.

P

DE LA MEDECINE

PRATIQUE EN GÉNÉRAL.

LA *Médecine pratique* embrasse toutes les sciences particulières que nous venons d'exposer, et suppose la connoissance de la physique, sans laquelle, elle seroit toujours imparfaite. Quoiqu'il soit impossible qu'un homme cultive toutes ces sciences avec la même force, et qu'il les emploie avec le même succès, il doit cependant les connoître chacune en particulier d'après sa nature et l'influence qu'elle peut avoir sur la médecine. Cette connoissance lui servira en partie pour choisir la branche de cette vaste science qui est la plus adaptée à ses talens, et en partie pour ne point s'exposer à des erreurs graves dans la pratique, et pour s'éloigner d'un pays dont il ne connoît ni les routes ni les lois.

Comme la médecine pratique n'est que l'ensemble des sciences particulières, nous n'avons point de nouvelles règles à proposer dans cet article. Nous ne faisons ici que nous approcher davantage du but auquel chacune de ces sciences doit nous conduire, et qui est de détourner ou de dissiper le mal physique.

La médecine pratique s'occupe ou des maladies

individuelles, ou des réglemens pratiques généraux:
dans le premier cas, elle s'appelle *médecine clinique*; on lui donne dans l'autre le nom de
médecine légale.

DE LA MÉDECINE

CLINIQUE.

LA *Médecine clinique* n'est que l'exercice même de la médecine auprès du lit des malades; elle est la même que la *médecine pratique* proprement dite.

Dans toutes les sciences, ce n'est que dans sa source même qu'on peut puiser la pure vérité. Ce n'est point dans son cabinet que le physicien peut étudier la nature; celui qui n'a étudié le système de LINNÉ que dans sa chambre, s'expose à être confondu dans les champs par la première femme herboriste; on peut former chez soi le plan le plus ingénieux d'une campagne, et n'être malgré cela qu'un mauvais général. Il en est de même de la médecine; on peut posséder un système théorique des maladies, et manquer de cette aptitude pratique nécessaire à leur traitement, par les raisons que nous exposerons dans la suite.

La médecine pratique n'est encore aujourd'hui qu'un recueil d'expériences et d'observations. Si par le nom de science on veut entendre non-simplement un nombre de vérités, mais plutôt un nombre de vérités raisonnées, ce nom ne conviendroit pas encore à la médecine pratique, attendu qu'il y a fort peu de vérités médicinales

qui soient découvertes, déterminées et prouvées
par le raisonnement.

C'est ainsi que jugent ceux qui refusent absolument à la médecine, le vrai nom de science,
et qui ne la regardent que comme un tissu d'erreurs
et de préjugés.

Mais on a confondu l'idée de la *théorie* avec
celle de la *science*. Il ne s'agit que de déterminer
avec plus de précision le sens de ces deux mots,
pour délivrer la médecine de ce reproche.

Nous ne connoissons les objets extérieurs que
de deux manières : l'une est immédiate et se fait
par le secours des sens; l'autre est l'ouvrage de
notre esprit. On appelle la première, *expérience*;
et l'on donne le nom de *théorie* à la seconde.

Toutes nos connoissances découlent de l'une ou
de l'autre de ces sources, et presque toujours,
quoique plus ou moins, de toutes les deux à la
fois. Cependant chacune d'elles peut devenir une
science sans le secours de l'autre. Un nombre de
vérités réunies et acquises uniquement par le secours
des sens, s'appelle *science expérimentale* ou *histo-*
rique; comme un nombre de vérités connues par
l'esprit porte le nom de *science théorique* ou
pragmatique.

La médecine-pratique en tant qu'elle consiste
dans un nombre de vérités réunies, est une science.
Mais comme elle n'a qu'un très petit nombre de
vérités, dont la connoissance soit uniquement

dûe à l'esprit, ou acquise par le raisonnement, elle appartient plutôt aux sciences expérimentales, et est encore très-imparfaite du côté de la théorie.

Comme il est impossible de rapporter tout ce qui constitue l'objet d'une science à des expériences qui tombent sous les sens, les sciences qui se bornent à l'expérience doivent avoir beaucoup de lacunes; et c'est toujours un avantage pour une science d'être en même tems appuyée d'une théorie sûre.

Comme la médecine - pratique a ses propres sources, et ne dépend point des autres sciences, ses auxiliaires, quoiqu'elle soit fort éclaircie par elles, il est aussi possible qu'on soit profondément instruit dans tout ce qu'on appelle communément théorie de la médecine, sans être pour cela un praticien.

On confond ordinairement la *théorie de la médecine* en général, avec la *théorie de la médecine-pratique* en particulier. Si cette dernière existoit effectivement, elle devroit être si intimement liée avec la pratique même, qu'il fût aussi absurde de vouloir l'en séparer, que de croire qu'un Algébriste ne sait point faire des équations. Mais comme il n'y a point de théorie pour la médecine-pratique proprement dite, on peut entendre par théorie de médecine les sciences auxiliaires et préparatoires de la médecine, desquelles la médecine-pratique est pour la plûpart indépendante.

P 4

' Ainsi, lorsque j'avance qu'on peut posséder la théorie , sans être praticien , j'entends la théorie générale de la médecine , et non pas la théorie de la médecine-pratique. On verra dans la suite qu'on ne doit pas pour cela regarder la théorie générale , comme inutile ou dangereuse pour la pratique.

Mais d'où vient ce défaut de théorie dans la médecine pratique ? Pourquoi est-il si difficile d'exercer la médecine *a priori* , ou par la voie du raisonnement ?

Pour répondre à cette question, il faut que je détermine auparavant ce qui est nécessaire pour qu'on puisse découvrir ou connoître un objet par le seul secours du raisonnement.

La connoissance par raisonnement , ou la connoissance théorique, n'est acquise que par la conclusion du connu à l'inconnu , savoir, de ce qu'on sait déjà par expérience à ce qu'on n'a pas encore expérimenté.

Cette conclusion se fonde sur les deux principes suivans :

a) Les mêmes causes ont les mêmes effets ; et réciproquement.

b) Les causes semblables ont des effets semblables ; et réciproquement.

C'est sur ces deux propositions que pose tout le méchanisme de l'esprit ; et sans elles il n'y a point de théorie. Par la première nous acquérons la *certitude mathématique* ; et par la seconde, la *certitude physique*. L'emploi de la première ne peut avoir lieu dans la médecine-pratique. Celle-ci a pour objet les maladies individuelles ; et l'on sait qu'aucun individu n'est le même qu'un autre, et que par conséquent on ne peut conclure de l'un à l'autre.

Quant à la seconde proposition, son emploi est également sujet à tant de difficultés, que la théorie fondée sur elle ne peut être si certaine et si juste, qu'on puisse se reposer sur elle seule dans la cure des maladies individuelles. Ces difficultés sont les suivantes :

a) Les phénomènes particuliers d'une maladie individuelle sont extrêmement difficiles à déterminer. L'individualité d'une maladie consiste le plus souvent dans des attributs accidentels, qui sont souvent de la plus grande importance, mais communément si obscurs et si vagues qu'on ne peut les exprimer d'une manière précise par des mots. Deux fièvres inflammatoires de la même espèce, ont cependant chacune d'elles quelque chose de particulier qui les distingue, et que le plus souvent il est très-difficile et quelquefois impossible de déterminer d'une manière claire.

b) L'enchaînement des causes de tout ce qui arrive dans le corps malade, soit par la nature ou par l'art, est de même extrêmement difficile à saisir et à déterminer. Les phénomènes sont si équivoques, si variés, si obscurs et si vagues, que malgré tout l'exercice de l'art il n'y a que fort peu de cas, où nous puissions parvenir à avoir des idées justes et claires. De là vient qu'on attribue souvent à l'art, ce que la nature seule a opéré, et que nous avons des notions si vagues sur les effets des remèdes.

Il ne nous reste donc que la connoissance individuelle pour la cure des maladies individuelles. Mais comme l'esprit humain n'est point fait pour des notions individuelles, et que d'un autre côté le champ des individus est trop vaste pour notre conception, on voit par là combien il est difficile dans ces circonstances de former par abstraction de la connoissance des individus, une théorie générale qui puisse de nouveau s'appliquer sur des individus.

Ainsi la médecine-pratique n'admet que très-peu de raisonnement et que très-peu de théorie; elle doit se contenter de ce que l'expérience lui apprend immédiatement.

Cette vérité est prouvée par l'histoire même de la médecine. Dans les plus anciens tems, on se contenta des expériences particulières qu'on employoit aussi-bien qu'on pouvoit sur les cas qui se présentoient. HYPPOCRATE qui vivoit il y a plus de deux mille ans, fut le premier qui recueillit et mit en ordre ces observations, et qui en fit une science. Il doit être regardé comme le créateur de la médecine-pratique. Il eut de plus le bon esprit de voir que les expériences médicales, faites jusqu'à lui, étoient extrêmement isolées et défectueuses, et ne pouvoient être ni étendues, ni liées par le raisonnement. Aussi se contenta-t-il d'observer et de mettre en ordre le résultat de ses observations, sans se permettre aucun raisonnement. Sa méthode eut un tel succès, qu'elle sert encore aujourd'hui de modèle, et que plusieurs de ses observations, constatées par des expériences exactes, sont devenues des vérités incontestables. Ses successeurs voulurent suivre plus ou moins cette méthode ; mais ils s'égarèrent du véritable chemin par leurs nouvelles observations, et par le raisonnement auquel ils voulurent les soumettre.

GALIEN postérieur de cinq cents ans à HIPPOCRATE, voulut arrêter ce désordre, en liant toutes les observations connues dans un système raisonné et scientifique, de manière qu'il mérita, quoiqu'avec moins de renom et d'utilité, le nom de second créateur de la médecine. Il a été notamment l'auteur de la théorie. On peut conclure des principes que nous avons exposés plus haut, que cette théorie devoit être défectueuse et fausse ; mais son effet le plus funeste fut l'exemple qu'il avoit donné. Ses successeurs déraisonnèrent tellement sur le noble art de la médecine, que le vulgaire l'a regardée enfin, et non sans fondement, comme un tissu de dogmes faux, dont on ne peut tirer aucun parti.

On a commencé un peu trop tard à s'appercevoir de ces erreurs ; et à peine s'est il écoulé cent ans depuis que SYDENHAM est parti le premier du point où HIPPOCRATE s'étoit arrêté, en sorte que l'espace de deux mille ans qui sépare ces deux médecins s'est écoulé sans aucun fruit pour les progrès de la science.

Quoique ce soit bien humiliant pour la médecine d'avoir fait si peu de progrès malgré son emploi journalier, et de s'être laissée devancer par des arts et des sciences d'une date postérieure, la cause de cette lenteur vient plutôt de la manière dont on l'a employée que de la nature même de la science. Il paroît inconcevable, comment un seul homme, comme HIPPOCRATE, a été en état de puiser plus de vérités utiles dans des observations qui étoient très-isolées ou très-confuses, que des médecins sans nombre dans une si longue série de siècles après lui, n'en ont pu, par leurs efforts réunis, découvrir ni déterminer. Mais la théorie précoce qu'on s'est hâté d'introduire dans la médecine, donne la solution de cette énigme.

Ainsi la théorie doit toujours marcher d'un pas égal avec l'observation ; et nous commençons déjà à recueillir les fruits de cette prudente précaution. Si la médecine-pratique n'est point en état de guérir plusieurs maladies, personne ne peut lui contester la faculté de sauver l'homme dans mille cas de la mort et de la corruption. Il est vrai que les limites de la médecine sont plus étroites que celles d'aucune autre science ; mais il n'est pas moins certain qu'il s'en faut encore beaucoup qu'elle ait atteint le but que la nature lui propose.

Des observations exactes, des estimations justes des ressemblances, et l'emploi circonspect de l'analogie, sont les moyens dont la pratique doit chercher à s'aider dans le défaut actuel d'une légitime théorie.

Lorsque ROUSSEAU, conduit par un raisonnement faux et mal entendu, reprochoit à la médecine de manquer de vérité et d'utilité, D'ALEMBERT dit avec plus de fondement, qu'il estimoit beaucoup la médecine, et qu'il ne méprisoit que les médecins. En effet, le noble art de la médecine restera dans son enfance, tant que la plûpart des médecins seront dépourvus d'un esprit libre, d'un jugement solide, et de la plus étendue connoissance de la nature, et particulièrement de l'homme ; tant que les hommes sains ou malades exigeront trop ou trop peu de la part d'un médecin. Comme il est vrai d'un côté que la médecine ne peut gagner et devenir utile aux hommes, qu'autant qu'elle sera exercée par d'excellentes têtes, il n'est pas moins vrai de l'autre côté qu'on exige souvent d'un médecin ce qu'il ne peut faire absolument ou du moins dans le moment actuel, ou ce qu'on peut beaucoup mieux obtenir de la part de la nature (1).

· Qu'on diminue donc le nombre des médecins, et il y en aura moins de mauvais ; qu'on s'abstienne de l'usage trop fréquent des remèdes, et l'on aura moins besoin de médecins : dans les deux cas le nombre des malades diminuera de même ; on trouvera plus d'hommes qui voudront se qualifier réellement de médecins, à mesure qu'on aura moins

_____

(1) C'est la réponse que fait HIPPOCRATE à ceux qui accusent la médecine de ne pouvoir tout guérir. Je vais rapporter ses propres paroles qu'aucun interprète, à mon avis, n'a encore ni comprises ni bien rendues. » Tout homme, « (dit cet incomparable Médecin), qui exige de l'art ce qui « n'est point du ressort de l'art, ou de la nature ce qui « passe les forces de la nature, est un ignorant, ou pour « mieux dire, il est plus fou qu'ignorant. Il ne nous est « permis d'exercer notre art que sur les maux dont nous « pouvons nous rendre maîtres à l'aide des instrumens que « l'art et la nature nous fournissent. Ainsi quand un homme « est attaqué d'un mal plus fort que les instrumens de la « médecine, il ne faut pas même espérer que celle-ci puisse « le guérir. Un exemple suffira pour prouver ce que je viens « de dire : de tous les caustiques, dont se sert la médecine, « le feu est sans contredit le plus puissant ; beaucoup d'au- « tres ne le sont qu'à un moindre degré. Or un mal peut « être plus fort que ces derniers, sans qu'on puisse encore « le déclarer incurable. Mais si ce mal résiste à l'action « même du plus puissant des caustiques, n'est-il pas dès- « lors manifeste qu'il doit être regardé comme incurable ? « et ne sommes-nous pas avertis par là, que ce qui élude « la force du feu a besoin d'un autre art, et n'a rien à at- « tendre de celui qui n'a de plus puissant instrument que » le feu ? » (de arte. T. I. p. 7. sqq. edit. VANDER-LINDEN. NOT. DU TRADUCT..

besoin d'eux; et le mauvais praticien ne fera plus tant
de mal par le monstrueux appareil de ses drogues.
Il est incroyable combien la santé des hommes
depuis leur enfance s'altère par l'usage mal entendu des remèdes. Il est douloureux de devoir
observer que bien des médecins occasionnent de
grands maux par de mauvais traitemens, et que
dix bons médecins ne peuvent souvent séparer le
mal qu'un mauvais a fait. Un médecin instruit
peut faire plus de bien par sa seule inspection,
que ne feroient vingt médecins-manœuvres par
leurs efforts assidus. Il fut un tems où l'on avoit
moins à craindre les ravages de la médecine, et
où les armes qu'on employoit pour combattre
les maladies, étoient absolument sans danger.
Je veux parler du tems, où dans les maladies les
plus sérieuses on se contentoit de quelques grains
d'une terre sans aucune vertu, où l'on adminis-
troit tout-au-plus quelques gouttes d'une essence
sudorifique. Mais aussi la médecine restoit inerte,
là où elle pouvoit agir : personne n'étoit sans doute
lésé ; mais personne non plus n'étoit aidé par elle ;
si elle n'étoit point nuisible, elle étoit au moins
parfaitement inutile.

On doit craindre le contraire dans l'époque
actuelle. Il existe en effet des remèdes qui agissent sur les maladies, et qui peuvent devenir salutaires par la révolution qu'ils occasionnent dans
le corps. Mais l'administration de pareils remèdes

violente toujours la nature , et ne doit avoir lieu
que dans le cas où leur omission devient un plus
grand mal : et le discernement qu'il faut avoir dans
des occasions pareilles appartient aussi peu à
toute espèce de médecins, qu'il appartient à tout
homme qui porte le nom de *Général* de conduire une armée. La difficulté seroit moindre s'il
ne falloit pour cela que de l'érudition et de la
science ; de l'application et de l'expérience suffi-
roient alors pour faire un bon médecin d'un
homme qui ne seroit pas tout-à-fait disgracié
par la nature. Mais il n'en est pas ainsi ; ces
qualités font sans doute beaucoup, mais elles ne
font pas tout. Il est aussi peu possible au versi-
ficateur de devenir poëte à force de faire des vers,
qu'il l'est au médecin de se perfectionner en médecine par le seul secours de l'expérience ; au contraire , plus ils auront de l'application l'un et
l'autre , plus ils seront médiocres dans leur art
respectif. Ce n'est pas à dire que je veuille dépouiller l'érudition et l'expérience de la grande
influence qu'elles ont. Certainement elles sont
indispensables pour tout art ; elles le sont du
moins pour la médecine. Chaque semence germe
dans le sein qui lui est destiné par la nature ;
mais celui-ci ne produira aucun fruit sans elle.
Il ne s'agit de rien moins en médecine que de
débrouiller les différens phénomènes des maladies ,
souvent confondus les uns avec les autres d'une

manière

manière étonnante ; de déterminer au juste les
rapports que ces phénomènes ont avec les causes
contre nature, et avec l'état individuel du corps,
de l'esprit et de toutes les circonstances externes
où les malades se trouvent ; de faire toujours précisément ce que la nature même s'efforce de
faire par des mouvemens absolument cachés et
vagues : tout cela, considéré d'après l'extrême variété qu'on observe dans les tempéramens des hommes, et d'après la manière incertaine d'agir des
remèdes, est un problème que le plus grand médecin ne doit chercher à résoudre qu'avec cir-
conspection, et en prenant les plus grandes précautions ; encore n'est il pas sûr d'en obtenir toujours la solution. Qu'on oppose maintenant à ces
difficultés la conduite des médecins ordinaires !

Mon dessein n'est pas ici de parler des moyens
qu'un gouvernement doit employer pour avoir de
vrais médecins. Le public a toujours entre ses
mains un des moyens les plus efficaces : qu'il ac-
corde sa confiance et son estime aux véritables
médecins, et il n'en manquera jamais ; qu'il n'exige
plus des médecins mercenaires des ouvrages de
leur façon, et personne ne se hasardera plus à
faire ce métier. Mais en quoi le public reconnoî-
tra-t-il les bons médecins ?

Autant il est difficile de juger d'un objet, dont
on n'a pas une idée juste et claire, autant paroît
hasardé le jugement que les gens du monde pro-
noncent sur la capacité d'un médecin. Et cepen-

Q

dant il est peut-être moins difficile de juger de l'art du médecin que de celui de tout autre artiste. Tous les autres arts sont en général des résultats d'une adresse méchanique ; et comme l'amateur le plus doué de sagacité ne peut produire un ouvrage de l'art, il est plus que probable que la sagacité et le génie des artistes servent plus à embellir qu'à créer, à donner à leur pinceau et à leur burin plus de justesse et de symétrie que de force et de beauté, et que l'artiste sera toujours artiste, quand même il ne joindroit pas à la capacité tout le génie nécessaire. Bref, toute adresse dans les arts est fondée sur des facultés de l'ame qui ne sont pas acquises par la culture de l'esprit. Mais il n'en est pas de même de l'art du médecin. Cet art n'est et ne peut jamais être que le résultat d'une connoissance très-étendue, et qui exige l'esprit le plus fin et le plus pénétrant. Ce qui appartient à l'art ne peut plus être science, ni consister dans des idées claires et distinctes ; mais il doit cependant être la suite de ces idées.

Il est difficile et presque impossible d'acquérir une connoissance juste et étendue de l'état physique et moral de l'homme sans le secours d'un talent éminent. Ainsi la perspicacité naturelle jointe aux connoissances acquises par l'étude constitue la mesure, d'après laquelle on doit apprécier le bon médecin.

Mais ce n'est pas encore tout. De même qu'on

est dans l'erreur quand on juge d'un médecin de la manière dont on juge de tout autre artiste, et quand on s'imagine qu'on peut être très-bon médecin avec une tête très-médiocre, de même on se trompe souvent, quand on pense qu'il suffit d'avoir une excellente tête et des connoissances pour être habile praticien. Un médecin peut avoir beaucoup de connoissances jointes aux avantages dont la nature l'a doué, et manquer cependant de ce coup d'œil nécessaire pour juger des cas individuels. Et comme ce coup d'œil ne peut pas être examiné ou connu par les autres, il paroît que le public n'est point en état de prononcer sur l'habileté d'un médecin.

C'est pourquoi la plûpart des hommes sont accoutumés à apprécier les médecins d'après le nombre de leurs heureuses cures. Mais l'expérience prouve assez combien est trompeuse cette manière de juger. Il arrive souvent que le médecin médiocre, et même le médecin absolument ignorant peut se vanter d'un plus grand nombre de cures heureuses, qu'un médecin plus instruit que lui. De deux choses l'une, ou le médecin qui a opéré de pareilles cures doit en effet être le meilleur, ou ces cures n'ont pas été de véritables cures, ou du moins elles n'ont été que l'effet du hasard, sans que l'art du médecin y ait contribué. Mais qui pourroit décider cette question ? Qui pourroit l'examiner, la connoître et la déterminer au juste ? Voudroit-on se confier aux effets du hasard, ou

compter sur l'avantage du bonheur qu'un médecin
a sur un autre? Malheureusement, cette considération suffit souvent pour inspirer de la sécurité
aux malades; mais cette sécurité n'est fondée que
sur le bonheur de l'ignorance.

Ainsi le seul moyen qui reste pour bien juger
du mérite d'un médecin, c'est d'avoir égard à la
fois à toutes les qualités nécessaires pour former
un praticien. L'homme qui avec des connoissances très-étendues possède la faculté de bien juger sur tous les objets, qui connoît les bornes
de son savoir, qui ne les franchit point sans une
extrême nécessité, qui a la sincérité de ne rien
entreprendre dont il ne se sente capable, qui
a donné des preuves manifestes de connoissances
solides et de talens naturels, qui dans sa pratique
joint la compassion à la fermeté, la franchise à
la discrétion, et la modestie au courage; un tel
homme, dis-je, est réellement un excellent médecin, ou il doit quitter la carrière de la pratique, s'il trouve que son génie s'y refuse.

C'est la perfection idéale d'après laquelle le
public doit juger, et que les jeunes médecins
doivent s'examiner et se former. Heureux le médecin qui a pu y atteindre! Assez souvent les hommes sont obligés de se contenter de moins : et
en général le grand medecin, ainsi que tout autre éminent artiste, doit être né tel. Si la nature
ne l'a pas destiné à l'être, en vain s'efforcera-
t-il de le devenir par l'éducation.

Il s'ensuit d'après la définition que j'ai donnée de la médecine clinique, qu'à la rigueur elle est un art et non pas une science. Comme l'art s'occupe toujours d'objets individuels, il n'y a que des déterminations individuelles qui puissent trouver place ici. Mais la détermination particulière des maladies individuelles, vu leur nombre infini, leur variété et leur obscurité, ne pouvant être que très-imparfaite et extrêmement difficile, il est clair qu'on ne peut ni les généraliser, ni les classer.

Ainsi, tout ce qui est art, ne peut point constituer une science; il ne peut être ni conçu, ni énoncé par des notions et des propositions générales.

Par conséquent, ce que nous appellons médecine clinique, considérée comme science, n'est précisément qu'un composé de matière médicale, de pathologie et de thérapeutique; c'est la connoissance, le jugement et la cure des maladies spéciales par des remèdes convenables.

Suivant l'ordre de la naissance, la médecine clinique est la première; la matière médicale, la pathologie et la thérapeutique ne sont que ses résultats séparés par abstraction. Ce n'est que par l'exercice de la médecine pratique et par l'emploi scientifique des expériences et des observations qu'on est en état de séparer l'idée des maladies et de leurs causes de l'idée de l'emploi et des vertus des remèdes, et d'en faire des sciences particulières. Dans les tems où l'on n'avoit pas en-

core déterminé la pathologie, la matière médicale et la thérapeutique, on ne laissoit pas que
de les employer dans l'art de guérir, quelque imparfait qu'il pût être d'ailleurs, jusqu'à ce que
perfectionné et étendu, cet art eût besoin d'être
divisé en ces trois sciences.

On voit par là que dans la pratique toutes
ces sciences particulières doivent être toujours
inséparables, et que la division de la médecine-
pratique en plusieurs sciences n'a été faite que
pour faciliter son enseignement, et par conséquent
pour la seule commodité des commençans. Je
réunis ici tout ce qui est nécessaire pour la connoissance, le jugement et la cure des maladies;
et ne pouvant appliquer mes définitions jusqu'aux
maladies individuelles mêmes, mais obligé de me
renfermer dans leurs espèces particulières, par
les raisons alléguées plus haut, je me contente
d'en donner les idées générales, c'est-à-dire, de
porter sous certaines classes les différentes vérités
pratiques.

Les divisions suivantes sont les principales classes
que nous pouvons tirer des observations réunies
de tous les siècles. Au reste elles ne renferment
pas toutes les maladies, et elles ont besoin d'une
description détaillée pour être parfaitement caractérisées. Mais comme cela nous meneroit trop
loin, nous nous bornons à donner les principales
et les plus générales distinctions. On décourage-
roit plutôt qu'on n'instruiroit le commençant,

si l'on vouloit le mener tout-à-coup dans le labyrinthe des maladies particulières. Il est plus
raisonnable de lui faire connoître d'abord les principaux chemins, pour le mettre en état de découvrir ensuite avec moins de peine ce qui lui
reste à faire.

I. MALADIES INFLAMMATOIRES.

Morbi phlógistici.

Les maladies inflammatoires se distinguent par
un pouls dur, plein et vîte, par une vive chaleur, par une langue sèche, mais nette, et par
un état particulier du sang tiré de la veine. Ce
sang est d'une consistance épaisse, dépouillé de
sérosité, et recouvert d'une sorte de membrane
ferme, de couleur grise, qu'on appelle *croûte
inflammatoire*, ou *couenne*. Il arrive quelquefois
qu'une partie déterminée du corps soit affectée;
et cette affection consiste ordinairement dans le
gonflement de la partie, accompagné du sentiment
de la chaleur et de la douleur, et qui se dissipe
de nouveau, ou se résout en une humeur qu'on
appelle *pus* (*). Plus ce gonflement est rouge se
dur, moins l'humeur qui en provient ressemble
aux humeurs naturelles du corps; dans ce cas
elle se précipite au fond de l'eau. Les gonfle-
mens ou les tumeurs de cette nature sont con-

_____

(*) De cette nature sont les fiévres inflammatoires accompagnées d'inflammations locales.

Q 4

nues sous le nom d'*inflammations*. Plus la tumeur est molle et pâle, et plus l'humeur qu'elle renferme est ténue et crue, plus aussi elle mérite le nom d'une *congestion catharrhale*. L'humeur alors n'est point un véritable pus, mais elle est une mucosité semblable au pus, et qui ne se précipite point au fond de l'eau (*). Les parties attaquées éprouvent quelquefois des hémorrhagies (**). Si la maladie est occasionnée par une matière particulière et contagieuse, il se manifeste quelquefois des exanthèmes sur la peau (***), ou des évacuations sanguinolentes par les selles (****).

Toutes ces maladies attaquent communément des corps robustes, dans la saison de l'hiver, à la suite d'un froid qu'on a éprouvé après avoir eu chaud, ou des évacuations de sang naturelles supprimées, ou des saignées négligées. Elles sont quelquefois occasionnées par un *stimulus* particulier, par des plaies, ou par des exhalaisons contagieuses.

La maladie se déclare brusquement sans beaucoup de phénomènes précurseurs, et se termine le plus souvent en peu de tems par la sueur, et par un sédiment rouge dans les urines. Au con-

(*) Il est souvent très-difficile de distinguer cette mucosité catarrhale du véritable pus.

(**) Quelques hémoptysies sont d'une nature absolument inflammatoire.

(***) Comme la petite vérole.

(****) Il y a, par exemple, des dyssenteries de nature inflammatoire.

traire ; quand elle est accompagnée de suppuration, elle devient longue et peut se terminer par la consomption.

Au reste, il est rare de rencontrer dans cette maladie des *symptômes contradictoires.* Ils sont plutôt liés ensemble par des rapports naturels (*) ; et cette concordance des symptômes jointe à la simplicité de la cure annonce aussi une cure simple , qui paroît consister principalement dans une acrimonie de la lymphe , acrimonie qui épaissit les humeurs et qui irrite les parties solides du corps.

Toutes ces circonstances indiquent un traitement rafraîchissant et atténuant , par lequel on résout les humeurs épaissies et stagnantes , et on les rend propres à être évacuées. Les moyens d'y parvenir sont la saignée , les vésicatoires , les remèdes résolutifs (**), et les boissons délayantes et évacuantes (***). Le régime doit être frais ; et il ne faut donner que des alimens tirés des végétaux (****).

II. Maladies putrides.

Morbi putridi.

On appelle *Maladies putrides* , les maladies

(*) Par exemple, la soif est proportionnée à la chaleur , comme celle-ci l'est au pouls , et comme la foiblesse l'est au degré de la maladie.

(**) Le *nitre* particulièrement.

(***) Parmi lesquelles l'*oxymel* tient le principal rang, attendu que non-seulement il entretient la liberté du ventre , mais qu'il favorise encore la sueur et les urines.

(****) Comme des *fruits* , qui ont en même tems la vertu de rafraîchir.

qui se manifestent par une dissolution putride des parties fluides et solides du corps. Les forces sont très-affectées; la langue est ordinairement noire. On observe une chaleur particulière âcre et mordante. Il se forme quelquefois des congestions inflammatoires qui diffèrent cependant par leur nature des véritables inflammations. La peau se couvre quelquefois d'exanthèmes et de tâches, qui sont disposées à la putridité (*). Dans certaines circonstances particulières, le mal exerce principalement son action sur les solides (**).

Elles sont occasionnées chez des personnes d'une complexion foible et lâche, par des exhalaisons putrides et contagieuses, par une nourriture putride, par un grand défaut de forces, ou par l'état inflammatoire parvenu à un haut degré, particulièrement dans une constitution d'air très-chaude et très-sèche.

Elles appartiennent aux maladies aiguës, et entraînent une mort prompte, ou elles se terminent par la sueur et par les urines, rarement par les selles, et quelquefois par la séparation spontanée des parties du corps gangrenées.

Leur traitement exige l'usage des acides (***), pour arrêter la corruption des humeurs. Dans la

(*) Telles sont les *pétéchies*. La *petite vérole*, quand elle participe de putridité, est noire et gangreneuse.

(**) Telle est la *gangrène* qui se manifeste à la suite des inflammations, ainsi que la *gangrène* appelée *sèche* qui dépend de causes particulières.

(***) Des *acides minéraux* sur-tout.

vue de faciliter l'évacuation des humeurs déjà
corrompues, il faut employer le camphre, et
les plantes qui contiennent de cette substance (*).
Le principal remède est sur-tout le quinquina.
L'opération chirurgicale peut sauver de la mort,
toutes les fois que la partie gangrenée peut être
séparée du corps sans danger (**).

III. MALADIES BILIEUSES.

Morbi biliosi.

Les phénomènes des *Maladies bilieuses* sont,
le goût amer de la bouche, une haleine forte,
la langue couverte d'une mucosité jaune, le défaut d'appétit, le dérangement des fonctions di-
gestives de l'estomac : le sang tiré de la veine est
couvert d'une membrane jaune, ou mêlé avec une
humeur jaune et amère ; la peau est jaune. On
sent une oppression dans le creux de l'estomac,
et l'on éprouve des envies de vomir, ou des vomissemens de matières bilieuses ; le bas ventre
est météorisé et douloureux ; quelquefois on fait
des selles fétides et dissoutes, d'autres fois on
éprouve une constipation opiniâtre, ou des déjections blanches et dures.

Ces maladies attaquent les tempéramens bilieux,
à la suite des passions violentes de l'ame, dans
une constitution humide et chaude de l'atmos-

(*) Comme la *serpentaire de Virginie*.
(**) Par l'extirpation, ou par l'amputation.

phère ; quelquefois elles sont occasionnées par des
exhalaisons contagieuses qui attaquent particulièrement le foie. Un grand nombre de maladies
aiguës et chroniques appartiennent à cette classe ;
et leur exacte connoissance et leur cure sont la
partie la plus utile de l'art. Quand même une
diathèse bilieuse ne seroit point la maladie principale, elle aggrave cependant toutes les autres
maladies avec lesquelles elle se complique. Dans
le traitement même des inflammations et des
exanthèmes qui reconnoissent des causes particulières, il s'agit souvent plus de la découverte
et de l'expulsion d'une acrimonie bilieuse, que de
la cause propre de la maladie.

Les maladies bilieuses se terminent principalement par l'évacuation immédiate de la bile ;
et comme cette évacuation se fait de la manière la plus sûre et la plus convenable par les
premières voies, il ne s'agit que de suivre le
chemin que la nature a choisi, ou qu'elle auroit choisi, si elle en avoit assez de forces.

Mais il faut avant de procéder à cette évacuation, avoir égard à la *turgescence* de la matière, c'est-à-dire, observer si la matière est propre et prête à être évacuée. Lorsqu'elle s'annonce
par des rapports amers, par le sentiment d'oppression dans le creux de l'estomac, et par des
envies de vomir, il faut employer les émétiques,
d'autant plus préférables dans ce cas, qu'ils opèrent plus promptement et qu'ils évacuent plus

complétèment sans affoiblir à proportion. Mais si l'acrimonie bilieuse est déjà passée dans les intestins, on doit préférer les laxatifs. Si au défaut de tous ces signes, on ne connoît la présence de l'acrimonie bilieuse, que par les seules causes antécédentes, et par le tempérament du malade, il faut alors commencer par la résoudre et la porter aux premières voies; ce qu'on opère par le moyen des sels neutres résolutifs (*).

IV. MALADIES PITUITEUSES.

Morbi pituitosi.

Les *Maladies pituiteuses* se manifestent par une langue couverte de mucosité; on a tous les matins la bouche pâteuse et pleine de pituite. Le sang tiré de la veine est ténu et recouvert d'une membrane muqueuse. La faculté digestive est affoiblie; le bas ventre est météorisé et tendu avec constipation et flatuosités.

Les gens d'un tempérament foible, lâche et peu irritable sont sujets à ces maladies, dans une constitution très-froide de l'atmosphère, et lorsqu'ils manquent d'alimens bons et faciles à digérer. Elles sont rarement aiguës et de nature épidémique, mais elles traînent le plus souvent en longueur.

Le traitement de ces maladies est pour la

(*) Par le sel de tartre saturé avec le jus de citron.

plûpart le même que celui des maladies bilieuses ;
si ce n'est que les remèdes résolutifs doivent
communément être plus forts et plus irritans que
dans ces dernières (*). Comme une congestion
pituiteuse n'est très-souvent que la suite du relâchement des solides, il faut dans ce cas marier
les remèdes résolutifs avec les fortifians, qui souvent suffisent seuls pour guérir ces maladies (**).
S'il existe une acrimonie qui occasionne l'affluence
des humeurs pituiteuses dans une partie déterminée du corps (***), de manière que la pituite ne
soit plus la suite d'un relâchement général, on
doit employer des résolutifs qui agissent en même
tems par la sueur et par les urines (****).

V. MALADIES VERMINEUSES.

Morbi verminosi.

Un grand nombre de maladies ne connoît pour
cause que la présence des *vers* dans le canal intestinal. On les reconnoît à ces signes : les yeux
sont obscurs, fixes et larmoyans, et la prunelle
est dilatée ; on sent de la douleur à la partie an-

(*) On emploie intérieurement la *terre foliée de tartre*, le
sel ammoniac et les *émétiques* à petites doses; et extérieurement les *cantharides*.

(**) On remplit très-souvent cette indication par l'usage des
extraits des plantes amères résolutives, comme, par exemple, *l'extrait de chardon bénit.*

(***) C'est le cas dans plusieurs affections catarrhales.

(****) Comme la *scille*, le *nitre* et *l'esprit de Mindererus.*

térieure de la tête, et une démangeaison au nez;
la mine est blême et bouffie ; la langue sale et
sèche ; l'haleine forte ; on éprouve une affluence
fréquente de salive dans la bouche sans aucune
cause externe ; des nausées et des anxiétés,
principalement quand l'estomac est vide ; un appétit tantôt trop foible, tantôt dévorant, et des
mauvaises digestions ; le pouls est inconstant;
l'urine ténue et trouble ; et les déjections ne sont
point naturelles.

Ces maladies attaquent particulièrement les enfans et les personnes d'un tempérament lâche et
pituiteux, qui se nourrissent sans ordre ni règles
de mauvais alimens.

Ce sont les remèdes amers et les remèdes
mercuriels qui agissent principalement sur les
vers (*). Il n'y a que les purgatifs âcres qui puissent
les expulser (**).

VI. MALADIES LAITEUSES.

Morbi lactei.

Les accidens qui naissent d'une congestion laiteuse et lymphatique chez les femmes enceintes
ou en couche, forment une classe particulière de
maladies connues sous le nom de *maladies lai-
teuses*, et qui s'annoncent par les signes suivans.

(*) Comme *l'absinthe*, la *poudre-à-vers* et le *mercure
doux*.
(**) Particulièrement la *racine de Jalap* et la *Gomme-gutte*.

Les déjections alvines sont décolorées ; l'urine est blanche et trouble ; la sueur acide. Il se forme quelquefois à la surface du sang tiré de la veine une pellicule de couleur de lait ; souvent la salive est de la même couleur, et a un goût de petit-lait. Quelquefois le lait se dépose sur la peau, et se fraye un chemin par l'ombilic ; mais le plus souvent sa métastase se fait dans les glandes et dans les vaisseaux lymphatiques du bas ventre, et même dans les cuisses. Dans ce dernier cas on distingue les tumeurs qui en résultent par leur manière de se former, qui est de commencer par les aînes en allant toujours du haut en bas. Il arrive aussi par fois que l'humeur laiteuse s'épanche dans la cavité du bas ventre ; ce qui entraîne communément la mort.

La cure consiste à diminuer en général la masse des humeurs lymphatiques, à dissiper et à résoudre leurs congestions, et à les expulser du corps. On remplit la première indication par la saignée, et par une diète atténuante et peu nourrissante (*). On dissipe les congestions par l'usage des remèdes antispasmodiques et résolutifs ; et l'on évacue les humeurs par la voie que la nature indique et par des moyens doux, en évitant tous les remèdes irritans.

(*) Une légère décoction de Gruau, dans laquelle on aura dissous un peu de nitre, est la meilleure boisson qu'on puisse prescrire dans de pareils cas.

V I I.

VII. MALADIES NERVEUSES.

Morbi nervosi.

On donne le nom de *Maladies nerveuses* aux mouvemens désordonnés et contre nature des nerfs, toutes les fois que les causes de ces mouvemens nous sont cachées et qu'elles se refusent à nos recherches, ou qu'elles paroissent insuffisantes pour produire ces affections.

Ces maladies dépendent principalement d'une débilité et d'une sensibilité particulières et contre nature des nerfs, moyennant lesquelles, des causes qui dans l'état ordinaire du corps n'auroient aucun effet sensible, et n'entraîneroient aucune suite fâcheuse, produisent des mouvemens morbifiques. Toutes les fois que les mouvemens contre nature des nerfs et des parties qui en dépendent, reconnoissent des causes matérielles, qui produisent dans toutes les constitutions du corps des effets plus ou moins semblables, et dont l'expulsion guérit la maladie, les affections qui résultent de ces mouvemens n'appartiennent plus aux maladies nerveuses proprement dites, mais elles doivent être caractérisées par les causes qui ons excité ces mouvemens (*).

(*) Une *Épilepsie*, par exemple, n'est qu'une maladie nerveuse, lorsqu'elle est occasionnée uniquement par une irritabilité contre nature du système nerveux : mais si cette épilepsie reconnoît pour cause principale la présence des vers dans le canal intestinal, elle doit alors être regardée comme une maladie vermineuse.

R

D'ailleurs, comme des causes indifférentes peuvent en apparence produire de grands effets, il arrive souvent que plusieurs causes de cette nature, qui n'ont aucun rapport entre elles, se réunissent ensemble, et que par leur dissemblance même elles occasionnent des symptômes nerveux opposés les uns aux autres (*). Ce défaut de correspondance et d'harmonie entre les symptômes est le second signe caractéristique, auquel on peut reconnoître les affections nerveuses.

Les principaux moyens qu'il faut employer dans la cure des maladies nerveuses chroniques, sont les laxatifs doux, les remèdes fortifians, une diète légère, mais nourrissante, et le repos et la tranquillité de l'esprit jointe à l'exercice du corps. Pour calmer provisoirement les symptômes, on peut se servir des narcotiques (**). Dans des cas plus longs, on emploie avec avantage les ulcères artificiels (***). Si les fibres manquent d'irritabilité et de ressort, il faut prescrire les frictions et les bains froids. Dans les maladies nerveuses aiguës,

---

(*) Comme par exemple, une chaleur sèche sans soif, ou vice versa; le défaut d'appétit sans aucun dérangement apparent des organes digestifs, la vîtesse du pouls sans fièvre. Les défaillances et les autres symptômes violens, qui dans d'autres circonstances seroient dangereux, se dissipent dans ces maladies très-vîte, et ne laissent aucune suite fâcheuse.

(**) Et particulièrement des préparations de l'opium.

(***) Comme les sétons et les cautères.

on doit marier les remèdes antispasmodiques et sudorifiques avec les fortifians (*).

VIII. MALADIES PÉRIODIQUES.

Morbi périodici.

On appelle *Maladies périodiques*, les maladies dont les accès sont interrompus par des intervalles déterminés et libres de tout sentiment de maladie.

Ces maladies ont un très grand rapport avec les maladies nerveuses. Mais la marche périodique qu'elles affectent indique principalement l'usage des résolutifs très-efficaces et du quinquina.

IX. MALADIES OBSTRUCTIVES.

Morbi emphractici.

On nomme *Obstructions*, les maladies où les canaux des parties solides sont obstrués, de manière que les fluides ne peuvent avoir un cours libre.

Si l'obstruction a lieu dans les viscères qui contribuent à la digestion, elle se manifeste par le dérangement de cette fonction, par des sécrétions contre nature (**), et entraîne enfin une fièvre lente et consomptive.

(*) Te's sont extérieurement les *vésicatoires*, et intérieurement les *alexipharmaques* avec le *quinquina*.

(**) Telle est la sécrétion de l'humeur séreuse qui s'accumule dans les différentes cavités du corps, sous la peau ou quelque autre membrane, et qui produit par sa congestion les différentes espèces d'*hydropisie*.

Les maladies pituiteuses et bilieuses sont celles qui occasionnent ordinairement les obstructions. On observe communément dans ce cas des signes d'une humeur acide dans l'estomac. Dans les constitutions fortes de corps, et lorsque les humeurs sont âcres, et les solides très-irritables, les parties obstruées finissent par suppurer après avoir été affectées d'une inflammation imperceptible. Au contraire, elles occasionnent des hydropisies, toutes les fois que la foiblesse des nerfs prédomine, que les solides sont lâches, et que les humeurs sont d'une nature plus aqueuse.

Quelquefois les obstructions ne sont que l'effet des acrimonies particulières; et leur cure exige des remèdes spécifiques et appropriés au genre d'acrimonie qui les a occasionnées : mais ces sortes d'obstructions n'appartiennent plus à cet article; elles doivent être rangées dans la classe des maladies caractérisées par cette acrimonie (*).

Quand le tempérament du malade n'est pas trop sanguin, et que les obstructions ne sont point trop invétérées, des mouvemens fébriles excités à propos peuvent les dissiper, sur-tout lorsqu'elles sont la suite des maladies fébriles mal traitées. Si les fibres manquent de ton et de ressort, il

---

(*) Le *Rachitis*, par exemple, paroît appartenir jusqu'à un certain point aux maladies obstructives; mais la cause de l'obstruction dans cette maladie, étant une acrimonie particulière, qui exige un traitement particulier, il diffère essentiellement des obstructions ordinaires.

faut employer des résolutifs irritans (*). Quant aux évacuations, on doit les opérer par des remèdes qui n'affoiblissent point (**). Lorsque l'obstruction est peu considérable, que les solides sont relâchés, et les humeurs moins âcres, on emploie avec plus d'avantage les médicamens, qui résolvent, évacuent et fortifient à la fois (***). Au contraire, si l'obstruction est considérable et invétérée, et que les humeurs soient en même tems plus âcres, les remèdes doivent être pris dans la classe des résolutifs les plus actifs ; et l'on doit chercher à résoudre l'obstruction aux dépens même des forces (****). Les calculs biliaires et ceux de la vessie exigent un traitement particulier.

X. MALADIES ARTHRITIQUES.

Morbi arthritici.

Les *Maladies arthritiques* constituent une classe de maladies particulière.

On y est souvent sujet par une disposition héréditaire, qui se propage quelquefois dans les familles par une succession plus ou moins inter-

---

(*) Tels sont les *extraits amers*.

(**) Cette propriété se trouve principalement dans la *Rhubarbe*.

(***) Nous pouvons remplir cette indication par les *eaux minérales*.

(****) Les *préparations antimoniales*, et les *remèdes mercuriels* sont dans ces cas d'une grande efficacité.

rompue, pendant un long espace de tems. Elles attaquent de préférence les sujets robustes et pléthoriques, qui sont en même tems doués d'une sensibilité particulière des nerfs. Les causes occasionnelles sont, les alimens qui échauffent, nourrissent trop et augmentent la masse des humeurs, et l'usage des boissons spiritueuses et particulièrement des vins aigres. On peut y ajouter la suppression des sueurs, et les occupations continuelles de l'esprit. Ces maladies s'annoncent par une disposition à des sueurs acides, particulièrement aux mains et aux pieds, et par une matière sablonneuse que les urines déposent. On observe souvent dans ces dernières des filamens blancs et visqueux ; qui desséchés se convertissent en une espèce de chaux.

Ces maladies ont des accès périodiques, qui se manifestent par les signes suivans :

On sent des aigreurs dans l'estomac, et l'on éprouve des rapports et des flatuosités ; on a les membres pesans, le ventre resserré ; il se manifeste des mouvemens fébriles ; les sueurs accoutumées se suppriment ; les parties où la matière va se déposer éprouvent un sentiment de démangeaison et de formication ; elles exécutent difficilement leurs mouvemens naturels, et leurs veines se tuméfient. La douleur de ces parties augmente de plus en plus, ainsi que la tumeur, qui devient plus rouge et plus sensible, jusqu'à ce que l'éruption d'une sueur acide et un dépôt sablon-

neux dans les urines, ou le vomissement de matières acides, ou même la formation d'un dépôt
calcaire dans les articulations, viennent terminer
l'accès.

Si dans une disposition arthritique, la nature
n'a pas assez de forces pour opérer la sécrétion
et le dépôt de la matière arthritique, il se manifeste des douleurs dans les articulations sans inflammation ni tumeur extérieure ; et dans ce cas
la maladie porte le nom de *Rhumatisme*.

Dans la cure des maladies purement arthritiques on doit principalement diriger ses vues à
l'entretien et à la conservation des forces de la
nature, qui travaille à l'expulsion de la matière
morbifique par la sueur, les urines, ou par d'autres voies. Les moyens qu'il faut employer de préférence, consistent dans une diète légère mais
fortifiante, et à éviter tous les remèdes qui affoiblissent. Au défaut des forces du corps, ces
maladies exigent des remèdes résolutifs, qui favorisent en même tems la sueur et les urines,
sans affoiblir les nerfs (*). Pour prévenir la génération de la matière arthritique, ou du moins
pour en empêcher la congestion, il faut que les
malades s'abstiennent, même hors des accès,
de toute boisson et de tout aliment échauffant,

(*) Les moyens les plus appropriés à cet effet sont l'usage
externe des *épispastiques* parmi lesquels je compte aussi le
moxa, et l'usage interne de la *gomme de gayac*.

sans en excepter la viande (*); qu'ils exercent constamment leur corps, et qu'ils cherchent à se procurer le repos et la tranquillité de l'esprit.

Si la maladie approche plus du Rhumatisme, on doit employer des résolutifs et des évacuans plus actifs, parce que ce cas suppose communément des obstructions des viscères (**).

XI. MALADIES RACHITIQUES.

Morbi rachitici.

Les enfans depuis l'âge de six mois jusqu'à celui de huit ans sont souvent sujets à une maladie qui attaque particulièrement les os, et qu'on connoît sous le nom de *Rachitis*, ou *maladie Anglaise*.

La maladie dépend d'une acrimonie particulière, qui occasionne des obstructions des viscères abdominaux, des courbures, des tumeurs spongieuses et des ulcères dans les os.

Les remèdes résolutifs et fortifians, mais surtout le tems aidé par un bon régime, guérissent cette maladie; quoique les courbures des os restent souvent pour toute la vie.

___

(*) La seule *diète lactée* a quelquefois suffi pour empêcher le retour de cette maladie.

(**) On emploie souvent dans ce cas avec beaucoup d'avantage le *soufre doré d'antimoine*, le *camphre* et les *remèdes mercuriels*.

XII. MALADIES SCROPHULEUSES.

Morbi scrophulosi.

Le *virus scrophuleux* diffère des virus arthritique et rachitique, en ce qu'il attaque principalement les glandes, et y produit des tumeurs indolentes, plus ou moins dures, et qui s'étendent de plus en plus par la réunion de plusieurs skirrhosités. S'il occupe les glandes internes du corps, au défaut de l'inspection, nous présumons son existence par les signes suivans :

Les personnes écrouelleuses ont ordinairement la lèvre supérieure plus épaisse que la lèvre inférieure. Toutes les fois qu'on observe des symptômes des glandes obstruées chez des sujets d'un tempérament très-sensible, sans qu'il y ait ni relâchement des solides, ni surabondance d'humeurs pituiteuses, on est fondé à regarder ces obstructions comme l'effet du virus scrophuleux. La sueur des personnes écrouelleuses répand communément une odeur d'ail. Le virus s'annonce quelquefois aussi par des éruptions dartreuses de la peau. Lorsqu'il s'est jeté sur le pancréas, les malades perdent l'appétit, et leurs digestions se font mal, quand même l'estomac ne seroit point affoibli, ni surchargé de saburre. Les tumeurs écrouelleuses diffèrent des tumeurs cancereuses, en ce qu'elles supposent toujours un état maladif interne. Si le virus attaque les poumons,

il y occasionne des érosions, et finit par entraîner une fièvre consomptive.

Comme le virus scrophuleux occasionne presque toujours des obstructions dans les viscères
abdominaux, sa cure exige l'usage des résolutifs actifs (*); et comme son expulsion se fait
principalement par le système lymphatique, il
faut employer les boissons atténuantes et diurétiques (**). Si les obstructions ne sont pas encore
invétérées, on peut souvent tirer de grands avantages de l'usage du quinquina. Il faut prescrire
aux malades une diète légère et un régime chaud.
Le transport dans un climat chaud est souvent le
meilleur remède des maladies de cette espèce,
trop obscures encore, pour qu'on puisse en dé-
duire des règles de pratique certaines.

XIII. MALADIES CANCEREUSES.

Morbi cancrosi.

Le *Cancer* a son siége quelquefois dans les
glandes, d'autres fois dans les os; et il n'est
point rare de le trouver dans les parties musculaires du corps. D'après cette différence du siége,
il paroît être aussi de différente nature, et avoir

(*) Les *mercuriels*, quoiqu'ils soient d'ailleurs de très-
bons résolutifs, ont rarement réussi dans cette maladie.
Les préparations du *soufre* y ont été plus efficaces.
(**) Les *eaux minérales sulphureuses*, ainsi que l'eau de mer,
ont souvent produit de très-bons effets.

dans le premier cas , savoir , lorsqu'il occupe les glandes , un grand rapport avec le virus scro- phuleux.

Il se manifeste par des élévations verruqueuses de la peau , ou par des tumeurs grummeuses très- dures , qui présentent d'abord une surface unie et platte ; mais qui deviennent peu-à-peu inégales et raboteuses. Ces tumeurs sont quelquefois très- sensibles et causent une douleur lancinante , et se terminent enfin sans suppurer par une exulcéra- tion très-douloureuse avec délabrement des parties affectées.

Quoiqu'il soit vraisemblable que le cancer n'est pas le plus souvent un vice purement local , mais qu'il dépend d'un virus particulier contenu dans les humeurs , il est rare cependant qu'on observe un grand dérangement de santé chez les person- nes qui en sont attaquées. Au reste , les passions de l'ame ont une grande influence sur la géné- ration des tumeurs carcinomateuses.

Dans cette maladie les remèdes internes sont presque toujours sans effet (*). Il n'y a que l'ex- tirpation dont on puisse espérer quelque secours , toutes les fois que le mal est purement local , et que le chirurgien peut séparer toutes les par- ties affectées.

_____

(*) La *cigue* , la *belladona* et l'*arsenic* , ont paru dans certains cas très-particuliers , avoir arrêté le progrès de la maladie.

XIV. Maladies vénériennes.

Morbi venerei.

Les *Maladies vénériennes* doivent leur origine à un virus particulier, qui ne se communique que par un contact immédiat, et dont la nature nous est encore aussi peu connue que celle d'autres maladies contagieuses.

- Elles se manifestent par des inflammations, des tumeurs et des excroissances dans les parties qui ont absorbé immédiatement le venin. Quand ce venin a pénétré dans tout le corps, et qu'il s'est mêlé avec la masse entière des humeurs, il occasionne des exanthèmes qui présentent, quand on enlève l'eschare, une couleur rouge tirant sur le brun, et qui ne causent aucune démangeaison ; des ulcères aux amygdales et à la luette, qui s'étendent quelquefois jusqu'au nez, qui sont creux et recouverts d'une membrane blanche, et qui attaquent aisément les os ; des douleurs dans la substance interne des os, qui deviennent plus vives pendant la nuit, et qui ne changent point de place.

On distingue les maladies de cette espèce de beaucoup d'autres maladies ressemblantes en apparence, par les causes antécédentes, savoir, par le contact immédiat que le malade a eu avec des personnes infectées, et par leur résistance insurmontable à tous les autres remèdes qui n'ont point d'action sur le virus vérolique.

Il y a une espèce de maladies également occasionnées par un commerce impur, mais qui
sont d'une nature différente. Elles n'attaquent
principalement que les parties génitales, et ne
sont guères produites que par un commerce impur. Leur cause porte le nom de *virus gonorrhoïque*.

Le remède spécifique des *maladies chancreuses*
ou *vénériennes* proprement dites, est le mercure.
Il a la propriété d'expulser du corps le venin en
s'unissant avec lui ; ce qui se fait par les glandes
salivaires (*) ou par les voies urinaires (**), ou
par la sueur (***).

La *Gonorrhée* et ses suites n'exigent point de
remède spécifique ; elles se guérissent presque
toujours par des remèdes généraux, mais appropriés aux circonstances particulières (****).

XV. MALADIES GALEUSES.

Morbi scabiosi.

Les *Maladies galeuses* se manifestent par des

(*) On peut, dans la vue d'exciter la salivation, administrer le *mercure* dans son état métallique, en le faisant
prendre par la bouche, ou en l'introduisant dans le corps
par le moyen des frictions.

(**) On emploie à cet effet avec beaucoup d'avantage une
dissolution de mercure dans l'acide nitreux.

(***) Les préparations mercurielles excitent rarement la
sueur. Dans les pays chauds on guérit souvent la maladie
par le seul usage copieux de la décoction de bois de gayac.

(****) La méthode antiphlogistique usitée est le traitement
qui convient le mieux à la gonorrhée.

exanthèmes qui causent beaucoup de démangeaison. Quelquefois ils sont secs, d'autres fois
ils suppurent. La matière qui les produit a beaucoup de rapport avec le virus scrophuleux. Il y
a des gales dont les ulcères renferment une espèce de mites, insecte qui paroît être propre à
cette maladie.

Une gale répercutée peut occasionner plusieurs
maladies, qui ne se guérissent, qu'en rappelant
la gale sur la peau.

Le spécifique de cette maladie est le *soufre*
administré extérieurement et intérieurement.

XVI. MALADIES SCORBUTIQUES.

Morbi scorbutici.

Les signes du *virus scorbutique*, sont les gen-
cives lâches, spongieuses, et qui saignent facilement, l'haleine forte, les taches bleuâtres de
la peau, et une langueur ou un abbattement
particulier. Chez les personnes scorbutiques les
moindres blessures donnent lieu à des ulcères
sordides et opiniâtres, dont les bords sont spongieux, et qui donnent un pus ténu et sanguino-
lent. Leur sang est dissous, et elles sont fort
sujettes aux hémorrhagies.

La maladie est occasionnée par des alimens
très-échauffans, âcres et salés, par le défaut
de boissons aqueuses, et par la suppression continuelle de la transpiration, chez des personnes,

dont les humeurs par une disposition héréditaire tendent à l'acrimonie, ou dont les organes sécréteurs obstrués s'acquittent mal de leurs fonctions, de manière que les humeurs ne sont pas convenablement dépouillées par la sécrétion de leurs parties nuisibles.

On emploie contre le virus scorbutique tous les sucs des herbes fraîches, et principalement des plantes nommées antiscorbutiques. On peut de plus employer avec avantage les acides et les remèdes balsamiques et fortifians (*). Quand on manque de tous ces moyens, on peut les remplacer par la décoction des semences de plantes (**). Le meilleur remède des maladies scorbutiques, est le séjour dans un air pur, sec et chaud, joint à une bonne diète, et à un exercice qui entretienne constamment la transpiration de la peau.

XVII. MALADIES OCCASIONNÉES PAR DES POISONS.

Morbi veninati.

Les maladies occasionnées par des poisons, sont aussi différentes que les poisons mêmes qui les ont produites. Nous nous contenterons d'en rapporter les principales distinctions.

_____

(*) L'acide vitriolique, le quinquina et l'air fixe.
(**) La décoction de Malt est dans ce cas très efficace.

Nous appellons *poisons*, les substances, qui introduites dans le corps humain entraînent immédiatement des suites mortelles ou du moins extrêmement dangereuses, soit en vertu de leur acrimonie et de leur activité particulières, soit par leur quantité considérable. Il faut cependant excepter de cette classe toutes les substances, qui peuvent nuire à l'homme d'une manière purement méchanique, ainsi que tous les miasmes contagieux des maladies. Comme les poisons les plus âcres, administrés à de petites doses et avec les précautions nécessaires, deviennent souvent les remèdes les plus salutaires (*), et qu'au contraire des substances moins âcres, prises à une dose trop forte entraînent souvent toutes les fâcheuses suites des poisons les plus violens (**), nous sommes obligés de donner un peu plus de latitude à la notion du poison, en y comprenant toutes les substances, qui par leur quantité surabondante troublent immédiatement et d'une manière préjudiciable et dangereuse l'harmonie de l'organisation humaine.

Il y a des poisons qui agissent par leur acrimonie corrosive; et de cette espèce sont les sels mercuriels caustiques, l'arsenic, les purgatifs drastiques et les cantharides. Pris à une certaine dose, ils occasionnent une douleur vive et cui-

---

(*) Tels sont les *sels mercuriels caustiques*.

(**) Le *vin*, par exemple, l'*opium*, et toutes les *plantes narcotiques*.

santé

sante dans le gosier, l'estomac et les intestins, des vomissemens ou des selles fortes, accompagnées d'anxiété, un regard farouche, et de l'agitation; l'urine est brûlante; et l'estomac et le bas ventre se météorisent, jusqu'à ce que la gangrène qui en résulte, amène la mort.

Il y en a d'autres qui agissent par leur mauvaise influence sur les nerfs; telles sont les plantes narcotiques. Elles occasionnent le vertige, la nausée, le vomissement, le serrement de cœur et la stupeur; les yeux sont fixes et obscurcis, le pouls lent, l'aspect pâle, la langue embarrassée et comme paralysée, et la sueur froide; tout cela finit par une paralysie générale des nerfs, qui entraîne la mort. Quelques-uns contractent les fibres du corps, occasionnent des obstructions, et embarrassent les mouvemens des parties attaquées. On observe particulièremnnt ces effets dans le plomb.

D'autres agissent d'une manière inconnue, lorsque par une blessure ils pénètrent dans le corps, et se mêlent avec ses humeurs. A cette classe appartient principalement la morsure des animaux vénimeux ou enragés. Ils occasionnent d'abord des anxiétés, de la tristesse, une aversion pour le boire, et un sentiment de titillation douloureuse sur la blessure. Enfin la rage se déclare, et les malades éprouvent de violentes et douloureuses convulsions à la vue de l'eau ou de toute autre boisson aqueuse. Dans cet

S

état ils peuvent empoisonner les autres par leur morsure. La maladie se termine le plus souvent par la mort.

La cure générale des maladies occasionnée par des poisons consiste à tâcher d'expulser le poison du corps, ou d'empêcher ou de diminuer son action.

Les substances qui par leur acrimonie particulière méritent principalement le nom de poisons, nuisent à une si petite dose, que leur expulsion est le plus souvent impossible ; mais on peut beaucoup diminuer l'action de ces poisons âcres, en les résolvant et en les atténuant. Le lait et les potions huileuses sont les remèdes qu'on peut employer avec le plus d'avantage, et qu'il faut évacuer de tems en tems par les émétiques et par les lavemens, pour en introduire une nouvelle quantité dans le corps, afin d'émousser de cette manière l'action du venin.

Les poisons stupéfians exigent également dans le commencement l'usage des émétiques et des lavemens. Tous les acides peuvent dans ce cas servir d'antidote.

On relâche et on ramollit par des potions huileuses et grasses les contractions occasionnées par le plomb. On résout cette substance métallique par les acides et par le mercure, et on l'évacue ensuite par les purgatifs.

Dans la morsure des animaux vénimeux, il s'agit principalement d'empêcher que le poison

resté dans la blessure ne se mêle avec la masse
des humeurs du corps. A cet effet il faut laver
la plaie avec des acides, la brûler, la faire bien
suppurer en la saupoudrant avec des cantharides, ou même la cerner tout-à fait. Si le poison
est déjà mêlé avec les humeurs du corps, la
guérison devient le plus souvent impossible. On
n'a encore jusqu'ici découvert aucun antidote; et
il n'y a que les remèdes qui agissent fortement
par la sueur et par les urines (*), qui puissent
être quelquefois avantageux, si d'ailleurs la maladie n'est pas encore parvenue à sa pleine vigueur,
ou que l'acrimonie du poison ne soit pas extrême.

XVIII. Maladies organiques.

Morbi organici.

La structure et la situation contre nature des
parties du corps caractérisent les *maladies* appelées *organiques*. Il ne faut pas cependant comprendre dans cette classe les maladies qui peuvent être guéries par des moyens méchaniques,
et qui sont du domaine de la chirurgie. L'impossibilité où nous sommes de remédier aux vices
de l'organisation par des moyens physiques, fait
que les maladies organiques sont incurables. Tout
ce que le médecin peut faire dans ce cas, c'est
d'écarter toutes les causes qui peuvent empirer

_____

(*) A cet effet on emploie principalement le *polygala de
Virginie*, l'esprit de *corne de cerf*, et les *vers de mai* ou
proscarabées.

le mal. On reconnoît ces maladies à un embar-
ras constant et toujours à peu près au même
degré de la partie affectée, sans qu'on puisse en
accuser les humeurs, et à ce qu'elles éludent
l'action des remèdes internes. Il est cependant
aisé de donner dans l'erreur dans ces sortes de
cas ; et la faculté de découvrir l'existence des
vices organiques est un des signes auxquels on
reconnoît un bon médecin.

Ce sont les principales branches des maladies ,
dont les rameaux multipliés s'étendent sur notre
état physique. Mais il est certain qu'il existe des
maladies qui n'appartiennent à aucune de ces
branches, et dont une partie se dérobe à nos recherches les plus exactes. Quoique en déterminant l'idée générale des maladies telle que nous
l'avons actuellement, j'aie suivi leurs rapports naturels , il est cependant facile de voir qu'on ne
peut encore en former aucun système naturel
complet. Ainsi , pour déterminer les maladies particulières, il faudra avoir recours à des systèmes
artificiels , qui nous fournissent au moins les définitions de toutes les maladies , en attendant
que des observations plus multipliées nous mettent en état de remplir les lacunes qui se trouvent encore dans la connoissance des causes matérielles des maladies.

Quant aux notions thérapeutiques déjà exposées, à peine sont-elles encore parvenues au degré d'une certitude morale, malgré les expériences depuis long-tems souvent répétées; et il est certain que la médecine ne parviendra jamais à celui d'une certitude mathématique. Cette considération cependant ne doit point décourager. Celui qui peut employer à son profit les expériences et les observations rassemblées depuis plusieurs siècles, aura toujours assez de moyens pour secourir l'humanité souffrante.

Ces notions ne comprennent pas, non plus que les notions pathologiques, l'ensemble de la médecine. Il est impossible d'assigner des limites au vaste champ de cet art, d'autant plus que la sphère des maladies s'aggrandit à mesure que les facultés humaines s'etendent. Comme nous ne pouvons jamais assurer que le développement de ces facultés soit parvenu au plus haut degré possible, de même nous ne sommes jamais en état de déterminer le nombre de toutes les maladies possibles. Mais les maladies même déjà connues, sont encore quelquefois enveloppées de tant de ténèbres, qu'on peut à peine en donner une définition juste; et qu'on ne doit par conséquent pas les comprendre dans le cercle de maladies que nous avons tracé.

D'ailleurs, il est très-rare que les maladies se présentent aussi pures et aussi simples, que nous les avons décrites. Au contraire la plûpart des maladies individuelles tirent leur origine de différentes branches, et exigent en conséquence un traitement particulier et relatif aux différentes causes (*).

Et c'est principalement dans l'aptitude de découvrir les différentes complications, et de savoir distinguer le rameau du mal qu'il faut couper le premier, que consiste l'habileté d'un médecin. Cette distinction exige les connoissances pratiques les plus vastes, et elle est beaucoup plus difficile qu'elle ne paroît au premier aspect. On croiroit peut-être que dans la cure de chaque maladie, il faut commencer par enlever la cause fondamentale, qui a donné l'existence à toutes les autres ; et cependant cette conduite seroit le plus souvent pernicieuse (**). Les rapports naturels et l'influence réciproque des corps prescri-

---

(*) C'est ainsi que dans la plûpart des maladies inflammatoires, il se manifeste des symptômes bilieux. Presque dans toutes les maladies il faut d'abord faire attention au nettoyement des premières voies. Les virus rhumatique et scorbutique sont communément compliqués par des causes accidentelles, qu'il faut enlever avant que de combattre la maladie principale.

(**) La cause fondamentale de la *petite vérole* est la matière ou le virus variolique : mais le degré, la nature et la modification de la fièvre qui accompagne cette maladie, dépendent d'autres causes, comme, par exemple, d'une constitution inflammatoire, ou bilieuse, ou foible. La première chose que doit faire ici le médecin, c'est de chercher non à expulser la matière variolique, mais à enlever ces causes secondaires, qui sans cela mettroient l'art et la nature dans l'impossibilité d'émousser l'action dangereuse de cette matière.

vent des règles tout différentes, que la seule expérience peut apprendre.

Ainsi, la médecine-pratique suppose une expérience longue, et souvent répétée ; et c'est la raison pour laquelle elle est moins avancée que toutes les autres connoissances, quoiqu'elle soit cultivée depuis aussi long-tems.

Mais il n'est pas ici question de l'expérience d'un seul homme. Une pareille expérience ne doit être regardée que comme une goutte dans l'océan des connoissances individuelles qui constituent la médecine-pratique ; et c'est un des plus nuisibles préjugés que celui d'apprécier l'habileté d'un praticien d'après le nombre de ses années. Il n'y a que l'assemblage et la réunion des expériences de plusieurs siècles et de plusieurs milliers d'hommes, qui puissent fournir un résultat important pour la médecine. Si le commençant qui se sent les talens qu'exige la médecine-pratique, puise dans la source pure, et non corrompue par de faux raisonnemens, de cette expérience, plusieurs vieux médecins n'auront plus sur lui que le seul avantage d'exercer leur art avec plus de promptitude et d'aisance. Cependant, que cela soit dit uniquement pour encourager le commençant dans cet art difficile ; car il n'est pas douteux que l'expérience personnelle n'instruise de plusieurs choses qui ne sont pas susceptibles d'être communiquées, et qu'on ne peut par conséquent apprendre dans les livres. Il est vrai que la seule expérience ne suffit point pour nous instruire de ces choses ; mais elles ne peuvent pas non plus être développées et mûries sans le secours de l'expérience.

DE LA MÉDECINE LÉGALE.

LES maux physiques des individus étendent leur influence sur toute la société. Ainsi les règlemens et les lois politiques peuvent faire partie de la médecine-pratique, en tant qu'elles s'occupent d'empêcher ou de diminuer cette influence ; et cette partie n'ayant pour objet que l'état de l'homme en société, est connue sous le nom de *Médecine légale*, ou, si on aime mieux, de *Police médicale*.

Comme cette branche de la médecine s'occupe non-seulement de remédier aux cas présens, mais encore de prévenir des cas à venir, il est clair qu'elle suppose la connoissance générale de la nature et de la médecine toute entière.

La médecine légale est comprise en général dans les quatre articles suivans :

1) Dans des règlemens généraux, tendans à enlever ou à affoiblir les causes des maladies. A cet article appartient le soin de procurer un air et des alimens salubres.

2) Dans l'inspection sur le traitement des maladies mêmes. On exerce principalement cette inspection par de bonnes lois relatives aux médecins, aux chirurgiens et aux apothicaires.

3) Dans des règlemens qui tendent à favoriser la population. A cet article appartiennent les lois physiques qui regardent les gens mariés, les femmes enceintes et les nouveaux-nés.

4) Dans le soin de la sûreté publique. Cet article exige une connoissance exacte du degré d'influence que le crime peut avoir sur le bien-être de l'homme. Il s'agit, par exemple, de déterminer le degré de mortalité des plaies, des châtimens etc.

Comme la *Médecine clinique* exige plus d'art, de même l'exercice de la *Police médicale* suppose plus de science; et c'est en quoi diffèrent principalement ces deux branches de la médecine. Mais ce coup d'œil général qu'exige la médecine légale est un talent aussi peu commun, que l'est dans la médecine-pratique le coup d'œil nécessaire pour les cas particuliers et individuels. Ainsi la médecine-pratique, quand elle est exercée par des hommes qui n'ont point de talent ou qui n'en ont qu'un médiocre, peut perdre beaucoup : et la principale tâche de la médecine légale sera toujours d'avoir soin, autant qu'il est possible, que l'enseignement public se fasse d'une manière solide, et que la médecine ne soit exercée que par des hommes de talent.

CHIRURGIE.

DE LA CHIRURGIE.

Il y a des maladies des parties externes du corps, dont la guérison exige l'usage externe des remèdes physiques, et qui devroient par conséquent être l'objet de la *Chirurgie*, si l'on entendoit par ce mot la science de la cure des maladies externes. Mais comme la plûpart des maladies de cette espèce supposent des vices antécédens, ou entraînent des altérations internes, et que dans ce cas la manière d'agir des remèdes externes ne peut être appréciée que d'après des règles médicinales, et qu'elle doit presque toujours être aidée par l'usage des remèdes internes, il s'ensuit que la chirurgie ne peut être séparée de la médecine, ni subsister sans elle.

Il existe des maladies organiques des parties internes, qui ne cèdent ni aux moyens physiques ni aux moyens méchaniques ; mais comme elles ne peuvent être connues ni appréciées que d'après les règles médicinales, elles font de même une partie essentielle et inséparable de la médecine.

On ne peut donc regarder comme indépendante de la médecine et subsistante par elle-même que cette partie de l'art qui s'occupe uniquement de guérir les maladies externes par l'usage des moyens méchaniques. Il est vrai qu'il y a peu de maladies externes, qui cèdent à l'unique usage de ces moyens ; et que par consé-

quént la définition que je viens de donner res-
serre la chirurgie dans des bornes très-étroites :
mais il faut cependant ou conserver cette définition, ou supprimer toute distinction entre la médecine et la chirurgie.

Cette suppression seroit par des raisons importantes plus nuisible qu'utile à l'art de guérir.
Ce n'est point que j'aie égard à cette misérable
dispute de rang qui partage les médecins et les
chirurgiens, ou que je veuille élever la médecine
aux dépens de la chirurgie. Mais il me semble
qu'un même individu ne peut embrasser tout le
cercle de l'art de guérir, et qu'en second lieu
l'usage des moyens méchaniques exige une capacité et une adresse bien différentes de celles qui
sont nécessaires à l'usage des moyens physiques.

Le médecin et le chirurgien ont chacun besoin pour exercer son art de talens particuliers,
que l'étude peut développer et mûrir, mais qu'elle
ne peut point procurer; quand on n'y apporte
pas une disposition naturelle. Sous ce point de
vue, ces deux arts ont une égale valeur; et ce
ne fût que dans les siècles d'ignorance, que la
chirurgie pût être regardée comme l'occupation
d'un manœuvre.

Mais il existe une grande différence dans la nature même de ces deux arts.

L'art du chirurgien consiste dans un emploi extrêmement adroit des instrumens méchaniques;
celui du médecin se borne à observer et à juger

l'emploi des moyens physiques pouvant se faire sans aucun art et de la manière la plus simple.

Les sens externes suffisent en général pour connoître et pour apprécier les signes des maladies chirurgicales ; les signes de celles qui appartiennent à la médecine sont connus et appréciés particulièrement par le sens interne. Des yeux doués d'une vue subtile, une main ferme, un tact fin dans les doigts et une certaine finesse dans leur structure organique, voilà les qualités nécessaires pour un bon chirurgien, et qui sont moins importantes pour le médecin. Celui-ci a principalement besoin d'un sens interne fin, et qui saisisse avec plus de facilité l'ensemble d'un objet. Il est rare de rencontrer réunis dans le même homme au même degré ces deux sortes de qualités ; et de là vient la nécessité de séparer ces deux arts.

Ainsi, le chirurgien renfermé dans les bornes de son art n'est absolument autre chose qu'un opérateur, c'est-à-dire, un homme qui emploie des moyens méchaniques dans la cure des maladies externes. Tout ce qu'il fait au delà de ces bornes, il le fait non pas comme chirurgien, mais comme médecin : heureux encore, s'il se sent assez de forces pour exercer les deux arts à la fois.

Il s'ensuit de plus de ce que je viens de dire, que la division de la chirurgie en *Chirurgie médicale* et en *Chirurgie manuelle*, ne peut exister cette dernière étant la seule qui mérite le nom de chirurgie, et la première n'appartenant qu'à la médecine. Il n'en est pas de même de l'*art des accouchemens*, qui fait sans contredit une partie essentielle de la chirurgie.

Il est certain que c'est à la négligence de faire cette distinction, qu'on doit attribuer le manque de bons chirurgiens. On ne peut guère exceller dans les deux arts à la fois ; et cependant on agit comme si la chose étoit toujours possible. On manque des talens et des dispositions nécessaires pour être chirurgien, ou on néglige de les cultiver, lorsqu'on s'occupe, par préférence, de l'étude de la médecine. Il arrive de là qu'on se place dans une triste position entre ces deux arts, sans être jamais en état d'exercer ni l'un ni l'autre avec succès.

Je ne prétends point dire par là qu'un bon chirurgien peut se passer des connoissances médicales. Pour connoître au juste de quelle nature est une maladie, si et jusqu'à quel point elle a besoin du secours de la médecine, ou si elle est de nature à résister aux moyens de cette dernière aussi bien qu'à ceux de la chirurgie, le chirurgien doit connoître la pathologie et la thérapeutique de cette maladie, ainsi que toutes les sciences accessoires. Mais il peut être un grand artiste dans sa partie, sans posséder de grandes connoissances médicales. La médecine ne peut ni ne doit être pour lui que comme un art auxi-

liaire

liaire, auquel il ne doit emprunter que ce qui est indispensable pour l'exercice de la chirurgie. C'est vers le point capital de cette dernière, c'est-à-dire, vers l'emploi des moyens méchaniques qu'il doit diriger toute la force et toute la capacité de son esprit. Il est certain que les secours chirurgicaux sont à tous égards aussi utiles à l'espèce humaine, que pourroit jamais l'être l'emploi des remèdes malheureusement trop multipliés. Il est certain qu'un bon chirurgien est aussi rare qu'un bon médecin ; parce que l'un et l'autre ne peuvent être formés sans art, ni par conséquent sans génie ; et l'on sait que le génie est un don que la nature n'a jamais prodigué.

Au surplus, il est manifeste que le médecin et le chirurgien doivent être élevés de la même manière, et que les boutiques des barbiers ne peuvent jamais devenir des écoles de chirurgie.

Et comme il est rare que le goût des jeunes gens pour une science soit une suite immédiate de leur propre esprit et de leur vocation naturelle ; l'étudiant fera bien de parcourir le cercle entier de la médecine et de la chirurgie, et de ne se décider pour l'une ou pour l'autre qu'après avoir jugé, par un rigoureux examen et par des essais pratiques, laquelle des deux est la plus appropriée à sa capacité et à ses talens naturels. Il n'y a que cette manière qui puisse augmenter le nombre des artistes ; tous les autres moyens ne sont bons que pour multiplier les manœuvres

T

qui, comme je l'ai déjà observé, font plus de
mal à la société que les bons artistes ne sauroient
lui faire du bien.

Quoique la chirurgie consiste essentiellement
dans l'emploi des remèdes méchaniques, il y a
cependant beaucoup de cas, où l'usage convenable de ces remèdes dépend de l'état physique du
corps et de la maladie. Ainsi le chirurgien ne doit
point se borner à être chirurgien, c'est-à-dire,
opérateur ; il faut de plus qu'il possède en même
tems bien des connoissances physiques et médicales qui déterminent ses résolutions, et qui gui-
dent sa main : bref, il faut qu'il agisse d'après
des indications de la même nature que celles des
maladies qui font l'objet de la médecine propre-
prement dite. La chirurgie donc se divise en deux
sciences particulières : l'une qui fait également partie de la médecine, est connue sous le nom de
Pathologie chirurgicale ; l'autre comprend la doctrine des *opérations.*

Les maladies, soit externes, soit internes,
dont la guérison dépend pour la plûpart du bon
emploi des moyens méchaniques, font l'objet principal de la pathologie chirurgicale. C'est cette
même pathologie qu'on a encore désignée par le
nom de *Thérapeutique externe*, et qu'on a cherché à séparer de la thérapeutique générale. Mais
elle est aussi nécessaire au médecin qu'au chirurgien, d'autant plus qu'elle est d'origine et de nature médicinale. Cette distinction regarde plutôt

le chirurgien que le médecin; le premier pouvant en général se contenter de cette branche de thérapeutique, au lieu que le médecin ne peut aliéner une partie qui appartient au domaine de son art.

Une description trop longue des maladies chirurgicales n'entrant point dans mon plan, je me suis contenté d'en avoir donné les principaux caractères. Le chirurgien qui possède assez de forces et de capacité pour dépasser les limites dont nous avons parlé plus haut, méritera d'autant plus l'estime générale; mais il sera toujours plus utile en usant de discrétion, qu'en agissant avec un zèle inconsidéré.

La doctrine des opérations peut également être divisée en deux parties : la première enseigne la connoissance des moyens et s'appelle *Matière chirurgicale*; l'autre décrit l'emploi de ces moyens ou les *opérations proprement* dites.

TABLE

DES CHAPITRES.

T 3

TABLE
DES MATIÈRES.

———◆———

Nota. *La lettre* n, *qui suit quelquefois les chiffres*, *signifie que la chose qu'on cherche se trouve dans la note de la page indiquée. Si ce sont deux* nn, *cela veut dire qu'il faut consulter toutes les notes de cette page*, *en cas qu'il y en ait plus d'une. Si avant la lettre* n, *il y a un* et, *cela veut dire qu'il faut consulter et la page et la note.*

———

T 4

V

V 2

FIN DE LA TABLE.

www.ingramcontent.com/pod-product-compliance
Lightning Source LLC
Chambersburg PA
CBHW071441050526
44396CB00005BB/855